Dr. med. Nikolaus Linde
Dr. med. Claudio Duff

Natürliche Hilfe bei Durchblutungs- störungen

- Die besten Naturheilmittel gegen Krampfadern und Arterienverkalkung
- Das 12-Punkte-Programm für gesunde Beine
- Schmerzen lindern mit Akupressur, Homöopathie und Kneippanwendungen

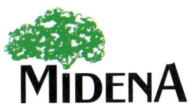

MIDENA

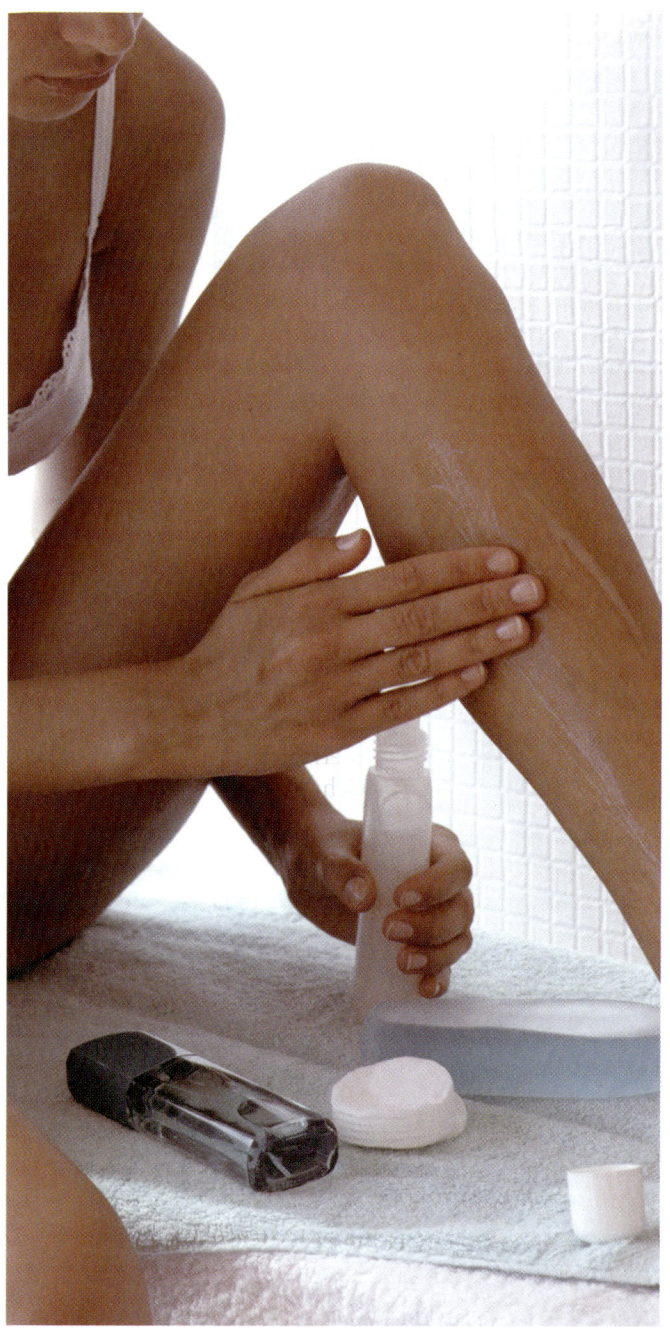

Die Autoren: Dr. med. Nikolaus Linde und Dr. med. Claudio Duff arbeiten in einer Praxisgemeinschaft in St. Gallen und haben sich auf Durchblutungsstörungen vor allem der Beine spezialisiert.

Hinweis: Die Inhalte des vorliegenden Ratgebers sind sorgfältig recherchiert und erarbeitet. Dennoch kann aus rechtlichen Gründen weder von den Autoren noch vom Verlag eine Haftung oder Gewähr übernommen werden.

Die Deutsche Bibliothek - CIP-Einheitsaufnahme

Linde, Nikolaus: Natürliche Hilfe bei Durchblutungsstörungen: die besten Naturheilmittel gegen Krampfadern und Arterienverkalkung ; das 12-Punkte-Programm für gesunde Beine ; Schmerzen lindern mit Akupressur, Homöopathie und Kneippanwendungen / Nikolaus Linde.
- Augsburg : Midena, 1999
ISBN 3-310-00535-6

Midena Verlag, Augsburg
© 1999 Weltbild Verlag GmbH, Augsburg
Alle Rechte vorbehalten

Redaktion: Verlagsbüro Kopal, L.-Echterdingen
Lektorat: Franz Leipold
Umschlag: S/L Kommunikation
Umschlagfotos: Zefa/Pfander (Hintergrund), Box Office/Superbild (Einklinker)
Gestaltung und Layout: Cyclus: Visuelle Kommunikation, Stuttgart
Marketing: Schnarrenberger Kommunikation
Druck und Bindung: Offizin Andersen Nexö Leipzig – ein Betrieb der INTERDRUCK Graphischer Großbetrieb GMBH
Printed in Germany

ISBN 3-310-00535-6

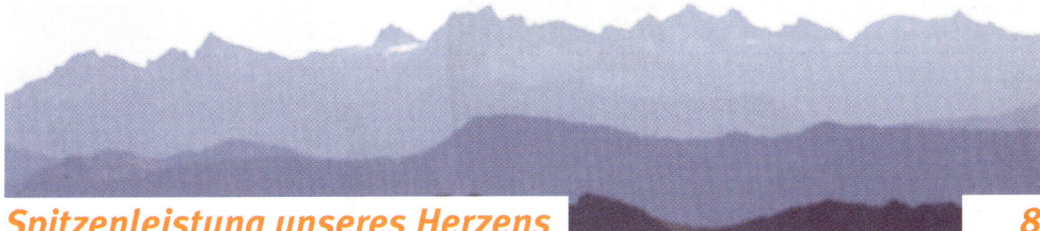
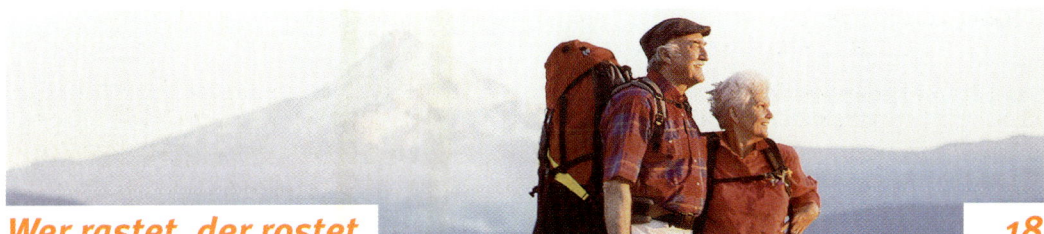
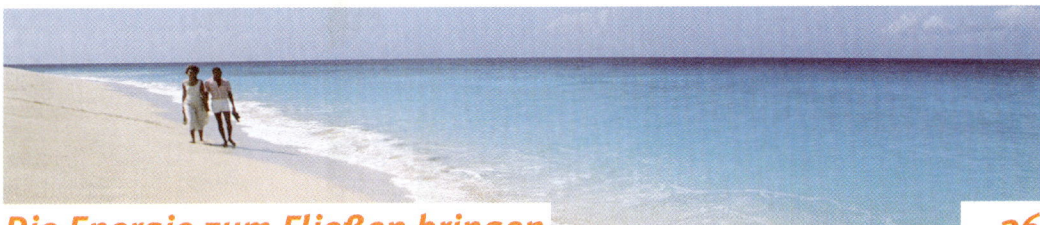

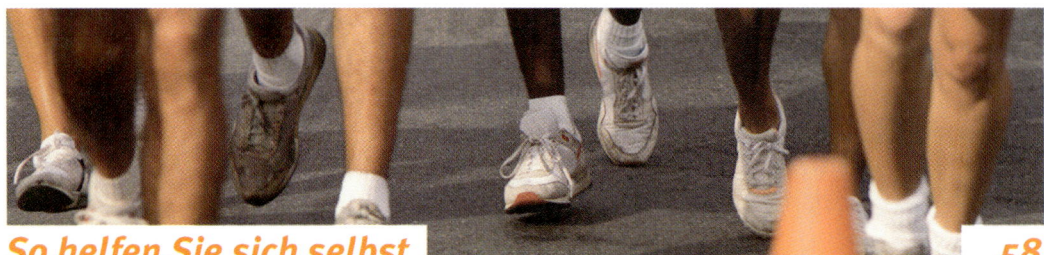

So helfen Sie sich selbst 58

Keine Chance für Durchblutungsstörungen • Die richtige Ernährung macht die Beine fit • Bewegung – das beste Mittel gegen Arterienverkalkung und Krampfadern • Empfohlene Sportarten für die Beine • Walking – der ideale Gefäßsport für jedes Alter • Venengymnastik – täglich 10 Minuten Ihren Venen zuliebe • Gehtraining – machen Sie Ihre Arterien wieder fit • Dehnungsübungen – das beste Mittel gegen Beinschmerzen • Machen Sie Ihren Beinen Beine – das 10-Minuten-Programm für straffe Beine • Atemtherapie – Sauerstoff für Ihre Beine • Wasseranwendungen nach Kneipp – Taining für die Gefäße • Der Wickel – einfach und sehr wirksam gegen lästiges Beinweh • Akupressur – mit sanftem Fingerdruck zu gesunden Beinen • Homöopathie • Phytotherapeutika– pflanzliche Heilkraft • Vitamine und Spurenelemente – die Fitmacher der Gefäße

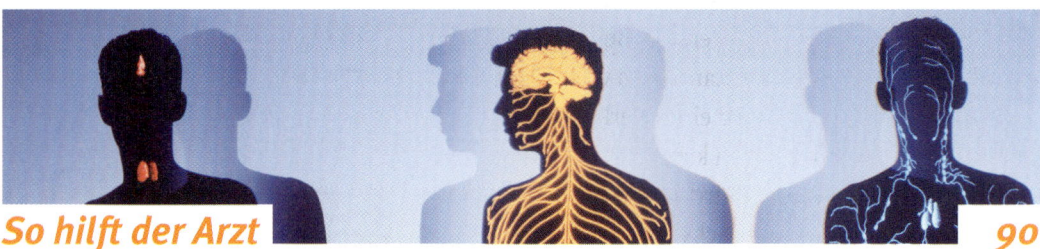

So hilft der Arzt 90

Behandlung von Durchblutungsstörungen • Kompressionstherapie mit Verbänden und Strümpfen • Verödungsbehandlung – immer noch topaktuell • Angioplastie – ohne Operation die Arterien entkalken • Minimal invasive Operationsmethoden • Operation der Arterien – Bypass • Lyse – Blutgerinnsel einfach auflösen • Lasertherapie – mit Geräten neuester Generation zum Erfolg • Medikamentöse Therapie – unentbehrlich zur Unterstützung • Alternative Behandlungsmöglichkeiten • Aktiv gegen Beinbeschwerden • Checkliste: Venöse und arterielle Durchblutungsstörungen • Das 12-Punkte-Programm für gesunde und schöne Beine

Vorwort

◼ Durchblutungsstörungen der Beine wie auch Erkrankungen des gesamten Herz-Kreislauf-Systems sind heute die häufigsten Erkrankungen in den westlichen Industrienationen. Venenerkrankungen wie auch die Arteriosklerose sind echte Volkskrankheiten und die Durchblutungsstörungen im Bereich das Herzens und des Gehirns sind Todesursache Nr. l in Europa.

Durchblutungsstörungen der Gefäße sind aber kein unabänderliches Schicksal, sondem mit wenig Aufwand und Eigeninitiative kann man diesen Erkrankungen sinnvoll vorbeugen. Vor allem die Arteriosklerose – also die Verkalkung der Arterien – ist ganz entscheidend davon abhängig, was für einen Lebenswandel man pflegt. Risikofaktoren wie Übergewicht, hoher Blutdruck und eine Blutzuckererkrankung, aber auch das Rauchen, schädigen die Arterien nachhaltig und führen zu einer Verkalkung.

Man sollte aber nicht erst dann etwas für sich und seine Gesundheit tun, wenn sich die ersten Beschwerden oder Symptome einstellen. Schon frühzeitig kann man vorbeugen, indem möglichst alles vermieden wird, was zu einer Verkalkung der Arterien und zu einer Venenschwäche führen kann.

Im vorliegenden Buch wird Ihnen die Ursache und die Entstehungsweise für Venenschwäche wie auch für arterielle Durchblutungsstörungen leicht verständlich dargelegt. Ihnen werden viele Ratschläge und Tips gegeben, Risikofaktoren schon im Vorfeld zu vermeiden. Zudem erfahren Sie, wie sich auch mit natürlichen Heilmethoden bereits aufgetretene Erkankungen nebenwirkungsfrei behandeln lassen.

Neben Sie noch heute Ihre Gesundheit ernst und werden Sie aktiv, um die Erkrankungen erst gar nicht entstehen zu lassen. Dieses Buch wird Ihnen dabei helfen.

Dr. med. Nikolaus Linde und Dr. med. Claudio Duff

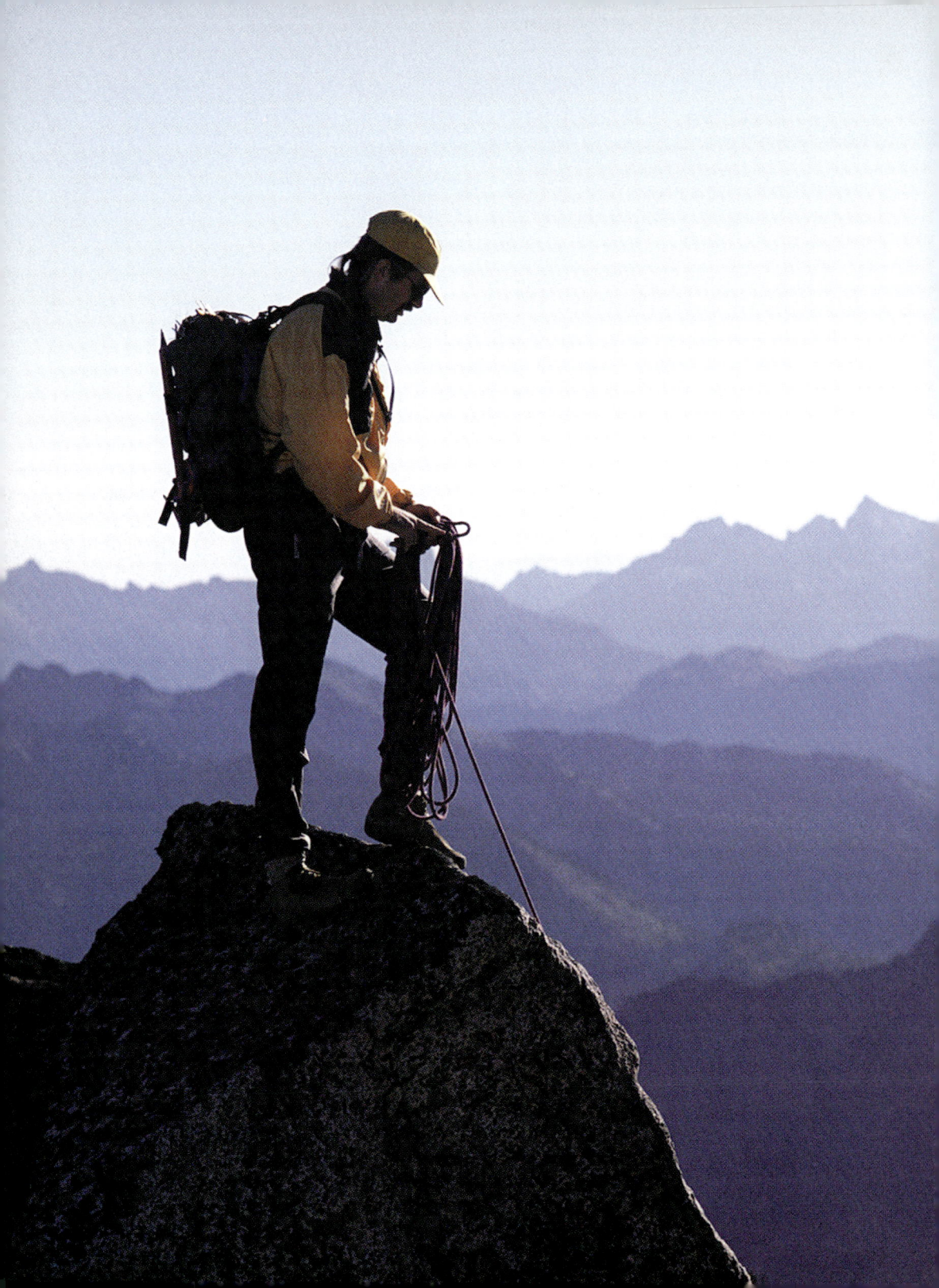

Spitzenleistung unseres Herzens

Unermüdlich schlägt es, von der Geburt bis zum Tod, hunderttausendmal am Tag, und zweieinhalbmilliardenmal im Laufe eines durchschnittlichen Lebens – unser Herz. Es pumpt sauerstoffreiches Blut in die Arterien und verbrauchtes zurück in die Lungen.

Das Gefäßsystem

■ Wenn wir alle unsere Blutgefäße nebeneinanderlegen könnten, so ergäbe das die enorme Strecke von etwa 100 000 Kilometern. In diesen Gefäßen kreist unser Blut, in einem Lungen- und einem Körperkreislauf. In den vom Herzen wegführenden Gefäßen, den Arterien, wird das sauerstoffreiche Blut bis in die einzelnen Organe transportiert, um dann wieder zum Herzen und von dort in die Lungen gepumpt zu werden. Je älter wir werden, desto störanfälliger wird dieses komplexe System, und mit der gestiegenen Lebenserwartung nehmen leider auch die Herz-Kreislauf-Erkrankungen stark zu. Mittlerweile sind sie die Todesursache Nr. 1 in den westlichen Industrienationen.

Die Wahrscheinlichkeit einer Herz-Kreislauf-Erkrankung steigt mit den Risikofaktoren.

Das Herz

Das Herz, der Motor des Lebens, ist ein Hohlmuskelorgan, das als Mittelpunkt des Kreislauf- und Gefäßsystems das Blut durch den Körper pumpt. Seine Größe entspricht zwar nur der einer Faust, doch leistet es Unwahrscheinliches: Ca. 70mal in einer Minute zieht es sich zusammen, um anschließend wieder zu erschlaffen – ungefähr 100.000mal pro Tag, entsprechend 36 Millionen Mal im Jahr, in etwa 2,5 Milliarden Mal in einem Menschenleben! Bei jedem Herzschlag werden ungefähr 30 ml Blut durch den Körper gepumpt. In Ruhe benötigt es somit eine Minute, um das gesamte Körperblut einmal durch den Körper zu bewegen. Bei Anstrengung wie z. B. sportlichen Leistungen läßt sich die Herzarbeit um ein Vielfaches steigern. An einem ganz normalen Tag ohne große körperliche Anstrengungen strömen 8.000 Liter Blut durch das Organ!

Das Herz pumpt und pumpt und pumpt. Es paßt sich unterschiedlichsten Belastungssituationen an und versorgt den ganzen Körper mit Blut.

Linker und rechter Kreislauf

Das Herz besitzt die Form einer Birne und besteht aus zwei getrennten Hälften: Das rechte Herz ist mit seiner Kammer dafür verantwortlich, daß das sauerstoffarme Blut aus den Venen des Körpers gesammelt und in den Lungenkreislauf gepumpt wird. Hier werden die Blutkörperchen mit Sauerstoff beladen und fließen zur muskelstarken linken Herzkammer, die das sauerstoffreiche Blut wieder in den Kreislauf und zu den Organen wie Gehirn, Beine usw. befördert. Dies erfordert Kraft, da das Herz gegen den Blutdruck von 120-140 mmHg in den Gefäßen arbeiten muß. Damit das Blut zielgerichtet von den Venen in die Lunge und in den Kreislauf zurückfließen kann, sind im Herz Ventile angebracht, die Klappen. Sie bestehen aus zwei bis drei Segeln, die immer dann dicht schließen, wenn das Blut in eine falsche Richtung fließen möchte.

Die Arterien müssen einen hohen Druck aushalten. Daher ist ihre Muskelschicht stärker als die der Venen, und sie sind deutlich elastischer.

Nahrung für das Herz

Damit das Herz seine große Leistungsfähigkeit entfalten kann, benötigt es selbst eine optimale Versorgung mit sauerstoff- und nährstoffreichem Blut durch die sogenannten Herzkranzgefäße. Sie sind besonders am muskelstarken linken Ventrikel ausgeprägt vorhanden. Die Herztätigkeit besteht aus einem Zusammenziehen, einer Kontraktion (Systole) der Kammern, und einer nachfolgenden Erschlaffung (Diastole). Während der Systole wird das Blut von der rechten Kammer in die Lunge und von der linken Kammer in den Kreislauf befördert. In der Diastole füllen sich die Herzkammern wieder mit neuem Blut und bereiten sich auf den nächsten Herzschlag vor. Die Steuerung der Herzaktion erfolgt über ein eigenes Nervensystem, das derart selbständig arbeitet, daß ein Herz auch dann noch schlägt, wenn es aus dem Körper entfernt worden ist – z. B. bei einer Herzverpflanzung. Daneben läßt sich das Herz über das unbewußte (vegetative) Nervensystem beeinflussen, um seine Tätigkeit an die unterschiedlichen Bedürfnisse des Körpers anzupassen. So können wir damit Berge besteigen, Marathonläufe gewinnen oder uns wie ein Yogi monatelang nur von Wasser ernähren. Unser Herz ist also nicht nur äußerst leistungsfähig, sondern auch sehr flexibel.

Die Abfolge der Pumpbewegungen im Herzen wird durch elektrische Impulse gesteuert. Ein Reizleitungssystem leitet die Impulse über einzelne Knoten an die Fasern der Herzmuskulatur.

Neben ausreichend Sauerstoff benötigt der Herzmuskel auch viele Nährstoffe.

Leide ich an Durch-blutungsstörungen?

Im folgenden Test können Sie durch die Beantwortung der Fragen herausfinden, ob Sie an einer arteriellen oder venösen Durchblutungsstörung oder aber an einer Erkrankung der Wirbelsäule oder der Hüft-/Kniegelenke leiden. Lesen Sie sich die Fragen in Ruhe durch und entscheiden Sie dann, welche Aussage auf Sie zutrifft.

1. Arterielle Durchblutungs-störungen

Immer wenn Sie laufen, werden Ihre Beine nach einer Gehstrecke von wenigen 100 Metern (oder aber auch kürzer) müde und/oder Sie bekommen Wadenkrämpfe. Sie sind gezwungen, kurz inne zu halten und stehen zu bleiben, dann lassen die Beschwerden rasch nach. Sobald Sie Ihren Gang fortsetzen, beginnen die Beschwerden neu.

▶ ☐ Ja ☐ Nein

Ihre Füße fühlen sich oft kalt an

▶ ☐ Ja ☐ Nein

Auflösung

Wenn Sie eine oder zwei Fragen mit Ja beantworten konnten, liegt der Verdacht nahe, daß

Sie an einer arteriellen Durchblutungsstörung leiden. Hierbei wird die Beinmuskulatur nicht genügend mit Blut versorgt, wenn sie bewegt wird. Dieser Blutmangel führt dann zur Müdigkeit im Bein oder zu Krämpfen im Bereich der Wade, des Oberschenkels oder des Gesäßes.

2. Venöse Durchblutungs-störungen

Sie haben oder hatten ein „offenes" Bein

▶ ☐ Ja ☐ Nein

An Ihren Beinen finden sich Besenreiser und vergrößerte Venen

▶ ☐ Ja ☐ Nein

Ihre Beine schwellen im Laufe des Tages zunehmend an

▶ ☐ Ja ☐ Nein

Ihre Beine fühlen sich müde und schwer an, vor allem dann, wenn Sie längere Zeit sitzen oder stehen müssen. Bewegung bessert die Beschwerden.

▶ ☐ Ja ☐ Nein

Haben oder hatten Sie einmal eine Venenentzündung oder eine tiefe Venenthrombose?

▶ ☐ Ja ☐ Nein

Stellen Sie bräunliche Hautverfärbungen an Ihren Beinen fest?

> ▸ ☐ Ja ☐ Nein

Auflösung

Wenn Sie mehr als drei Fragen mit Ja beantworten konnten, liegt der Verdacht nahe, daß Sie an einer venösen Durchblutungsstörung leiden. Bei einer Venenerkrankung treten die Beschwerden besonders im Stehen und Sitzen auf, während Bewegung (Laufen, Radfahren) zu einer Besserung der Symptome führt. Venenbeschwerden lassen im Liegen ebenfalls fast immer nach.

3. Schmerzen im Bereich der Wirbelsäule oder der Hüft-/Kniegelenke

Die Schmerzen ziehen besonders an der Außenseite des Ober- und Unterschenkels in Richtung Fuß und können sogar den äußeren Fußrand erfassen. Die Beschwerden können wie „Ameisenlaufen" auftreten.

> ▸ ☐ Ja ☐ Nein

Die Schmerzen treten ausschließlich im Fußbereich (Fußsohle, Ferse) auf, und zwar nur bei Belastung. Im Liegen lassen die Beschwerden nach.

> ▸ ☐ Ja ☐ Nein

Die Schmerzen sind besonders auf die Hüfte und das Knie begrenzt und treten vor allem beim Laufen auf. Aber auch nachts sind diese Gelenke schmerzhaft. Die ersten Schritte sind am schlimmsten, so als müßten die Gelenke erst „geölt" werden.

> ▸ ☐ Ja ☐ Nein

Auflösung

Wenn Sie mehr als zwei Fragen mit Ja beantworten konnten, liegt der Verdacht nahe, daß Sie an einem Leiden der Wirbelsäule oder der Bein-/und Fußgelenke erkrankt sind. Sie sollten sofort Ihren Arzt aufsuchen

4. Rückenbeschwerden

Viele Rückenkrankheiten (Abnutzungsvorgänge im Bereich der Wirbelsäule und der Bandscheiben, sogenannte Wirbelgelenksarthrose) machen sich oft erst in den Beinen oder an der Außenseite des Ober- und Unterschenkels bemerkbar. So kann es zum Beispiel zu Gefühlsstörungen (Einschlafgefühl), kommen. Arthrosen (also schmerzhafte Gelenkveränderungen im Bereich des Hüft-, Knie- oder Fußgelenkes) schmerzen immer dann, wenn sie belastet werden. Die ersten Schritte sind häufig am schlimmsten, als müßten die Gelenke zuerst „geschmiert" werden. Die Beschwerden hören auf, sobald die Bewegung beendet wird.

Arterien

Die Blutgefäße stellen das Röhrensystem dar, in dem das Blut durch den Kreislauf fließt. Man unterscheidet Arterien, Venen und Kapillaren.

Die Arterien müssen einen hohen Druck aushalten. Daher ist ihre Muskelschicht stärker als die der Venen, und sie sind deutlich elastischer.

Arterien sind mit kräftigen Muskeln ausgestattete Gefäße, die den Blutdruck von normalerweise 80-120 mmHg halten. Sie verzweigen sich in allen Organen des Körpers in immer kleinere Äste. Während die große Hauptschlagader einen Durchmesser von 2 bis 3 cm erreicht, messen die kleinsten Arteriolen nur noch Bruchteile eines Millimeters. Arterien sind aus drei Schichten aufgebaut: Ganz außen befindet sich die Außenhaut, die Adventitia. In ihr verlaufen die feinen Fasern des unbewußten Nervensystems, das die Weit- und Engstellung des Gefäßes regelt. In der Mitte liegt die Media, die Muskelschicht, die verhindert, daß die Arterie trotz des Blutdruckes von 80-100 mmHg nicht aussackt und platzt. Die Innenschicht jeder Arterie wird von der Intima gebildet, einer hauchdünnen, spiegelglatten Zellschicht (Endothel). Sie sorgt dafür, daß das Blut problemlos in den Gefäßen zirkulieren kann.

In den Arterien und Kapillaren fließt das Blut, das mit Sauerstoff ud Nährstoffen angereichert ist, von der linken Herzkammer zu den einzelnen Organen und Organsystemen wie Gehirn, Nieren oder Beinen. Der Sauerstoff und die Nährstoffe werden dort verbraucht, und das sauerstoffarme Blut wird von den Venen aufgesammelt, die es zurück zur rechten Herzkammer transportieren. Der Kreislauf beginnt von neuem.

Venen sind weniger elastisch als Arterien. Der Bluttransport braucht die Hilfe der Muskulatur.

Venen

Die Venen, die ebenfalls aus drei Wandschichten bestehen, sind muskelschwache Gebilde, da in ihnen nur ein geringer Blutdruck herrscht. Ihre Aufgabe ist es, das sauerstoffarme Blut aus den Organen, Armen und Beinen zu sammeln und zum Herz zurückzuleiten. Der Rücktransport des Blutes von den Beinen zum Herzen stellt sich recht schwierig dar, da das Blut entgegen der Schwerkraft nach oben fließen muß. Zwei Mechanismen helfen hier wirksam mit: Zum einen findet sich in jeder Beinvene ein Ventilmechanismus, der einen Blutfluß ausschließlich nach oben zum Herzen erlaubt: die Venenklappe. Sie schließt immer dann sofort dicht, wenn das Blut nach unten sacken will. Daneben übt die Wadenmuskulatur eine Pumpfunktion aus. Diese sogenannte Venenmuskelpumpe preßt die Venen bei jeder Bewegung, die mit einer Kontraktion dieser Muskulatur einhergeht, zusammen und pumpt auf diese Weise das Blut weiter; die Venenklappen verhindern dabei einen Rückfluß. Dies ist auch der Grund dafür, daß Venenkranken geraten wird, sich viel zu bewegen. Denn jede Bewegung der Wade wie Laufen, Walken usw. stärkt den Blutkreislauf, verbessert die Zirkulation und verhindert so ein Absacken des Blutes in den Venen.

Weil das Blut in den Venen entgegen der Schwerkraft zum Herzen hin transportiert werden muß, ist die umgebende Muskulatur so wichtig. Wer sich viel bewegt, unterstützt diese Blutzirkulation.

Beinarterien

Die Beinarterien entspringen als Beckengefäße im Bauchraum aus der großen Bauchschlagader (Aorta), die in der Leiste in die Beinarterie (Arteria femoralis) übergeht. Wenige Zentimeter unterhalb der Leistengegend teilt sie sich in zwei fingerdicke Gefäße, wobei ein Hauptstamm direkt bis zum Knie zieht, während der zweite Ast die Oberschenkelmuskulatur versorgt. Knapp unterhalb des Knies teilt sich die große Beinarterie in drei Bündel, die bis zum Fuß ziehen und diesen wie auch die kräftige Wadenmuskulatur mit sauerstoff- und nährstoffreichem Blut versorgen.

Beinvenen

Die Beinvenen bestehen aus einem tiefen und einem oberflächlichen System, die aber über ein Netzwerk kleiner Venen miteinander verbunden sind. Die tiefen Venen verlaufen genau parallel zu den Beinarterien, also inmitten des Beines umgeben von Knochen, Venen und Muskulatur. Sie sind für den Blutrücktransport aus dem

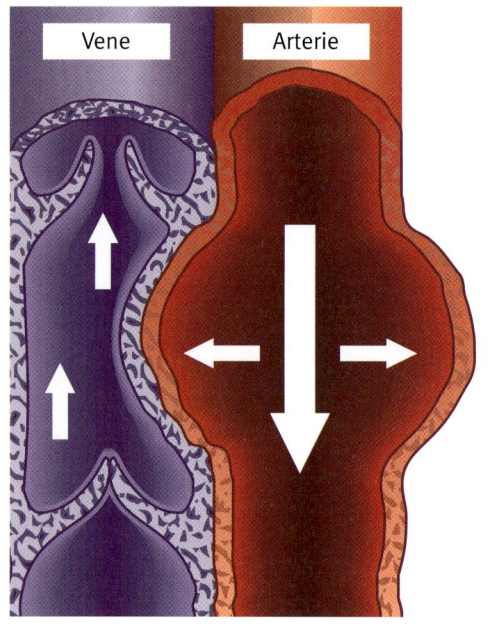

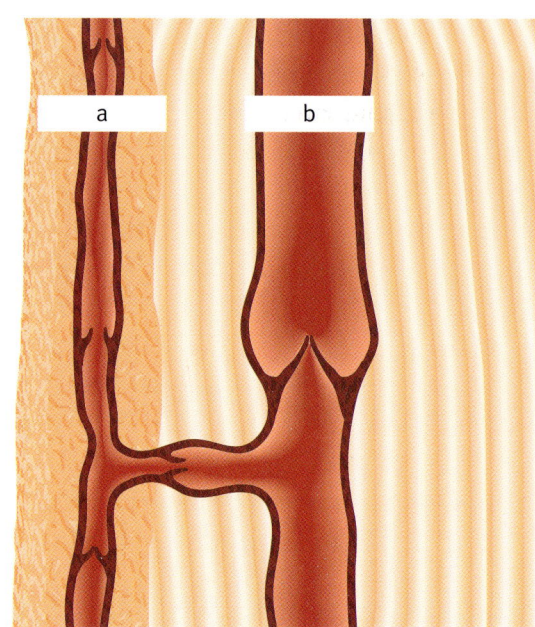

li: Die pulsierende Arterie übt Druck auf die benachbarte Vene aus. Dadurch wird das Blut in Richtung Herz gepumpt.

re: a) Oberflächliche Vene mit Venen-klappen
b) Tiefe Leitvene im Inneren der Muskulatur

Bein unentbehrlich und transportieren schon im Normalzustand über 80 Prozent des Blutes zur rechten Herzkammer zurück. Diese Transportkapazität des tiefen Venensystems ist mühelos zu steigern, wenn sich der venöse Abstrom aus dem oberflächlichen Venensystem verringert, wie z. B. nach einer Venenoperation oder Krampfaderbildung.

Tiefes und oberflächliches Venensystem

Die oberflächlichen Venen liegen dicht unter der Haut und sind je nach Hautdicke sicht- und tastbar. Oftmals machen sie sich durch die Bildung von Krampfadern bemerkbar oder sind als bläulich durch die Haut schimmerndes Netzwerk (Besenreiser) zu erkennen. Sie sammeln das venöse Blut an der Oberfläche des Beines und geben es in Kniekehle und Leiste in das tiefe Venensystem ab. Ihre Bedeutung für den Rücktransport des Blutes zum Herzen ist gering, da nur 20 Prozent des Blutes hier hindurch fließen. Die oberflächlichen Venen bestehen aus einem Netzwerk kleiner und kleinster Venen, doch sind zwei große Hauptstammgefäße zu unterscheiden: die große und die kleine Rosenader. Die große Rosenader sammelt das Blut vom Fußrücken und zieht entlang des Innenknöchels an der Innenseite des Beines nach oben zur Leiste, wo sie in das tiefe Venensystem mündet. Auf ihrem Weg vom Fuß nach oben sammelt sie zusätzliches Blut über eine Vielzahl von Seitenästen. Zwischen der kleinen und der großen Rosenader bestehen zahlreiche Verbindungen, ebenso zum tiefen Venensystem.

Bei der Bildung von Krampfadern spielen vermutlich Erbfaktoren eine Rolle, aber auch geringe körperliche Bewegung und falsche Ernährung tragen zur Entstehung bei.

Wichtig

Fallen Teile des oberflächlichen Venensystems aus, beispielsweise aufgrund einer Venenentzündung oder weil sie sich zu einer Krampfader verändert haben, so wird dadurch der Blutrückfluß zum Herzen nicht verschlechtert. Venen, die seitlich davon oder tiefer liegen, können diese Transportfunktion übernehmen.

Der Kreislauf

Der Blutkreislauf besteht aus dem großen Körper- und dem kleinen Lungenkreislauf. Der Körperkreislauf beginnt mit der Hauptschlagader (Aorta), die der linken Herzkammer entspringt. Sie unterteilt sich in viele immer kleiner werdende Gefäße, die den gesamten Körper mit sauerstoffreichem Blut und mit Nährstoffen versorgen. In den Geweben wird der Sauerstoff verbraucht und das sauerstoffarme Blut von feinsten Venen gesammelt. Diese verschmelzen zu immer größeren Gefäßen, in denen das Blut in das rechte Herz zurücktransportiert wird. Von dort wird es in den kleinen Lungenkreislauf gepumpt, wo es wieder mit frischem Sauerstoff angereichert wird und in das linke Herz fließt.

Wer unter Krampfadern leidet, hat bereits nach kurzem Stehen geschwollene Füße.

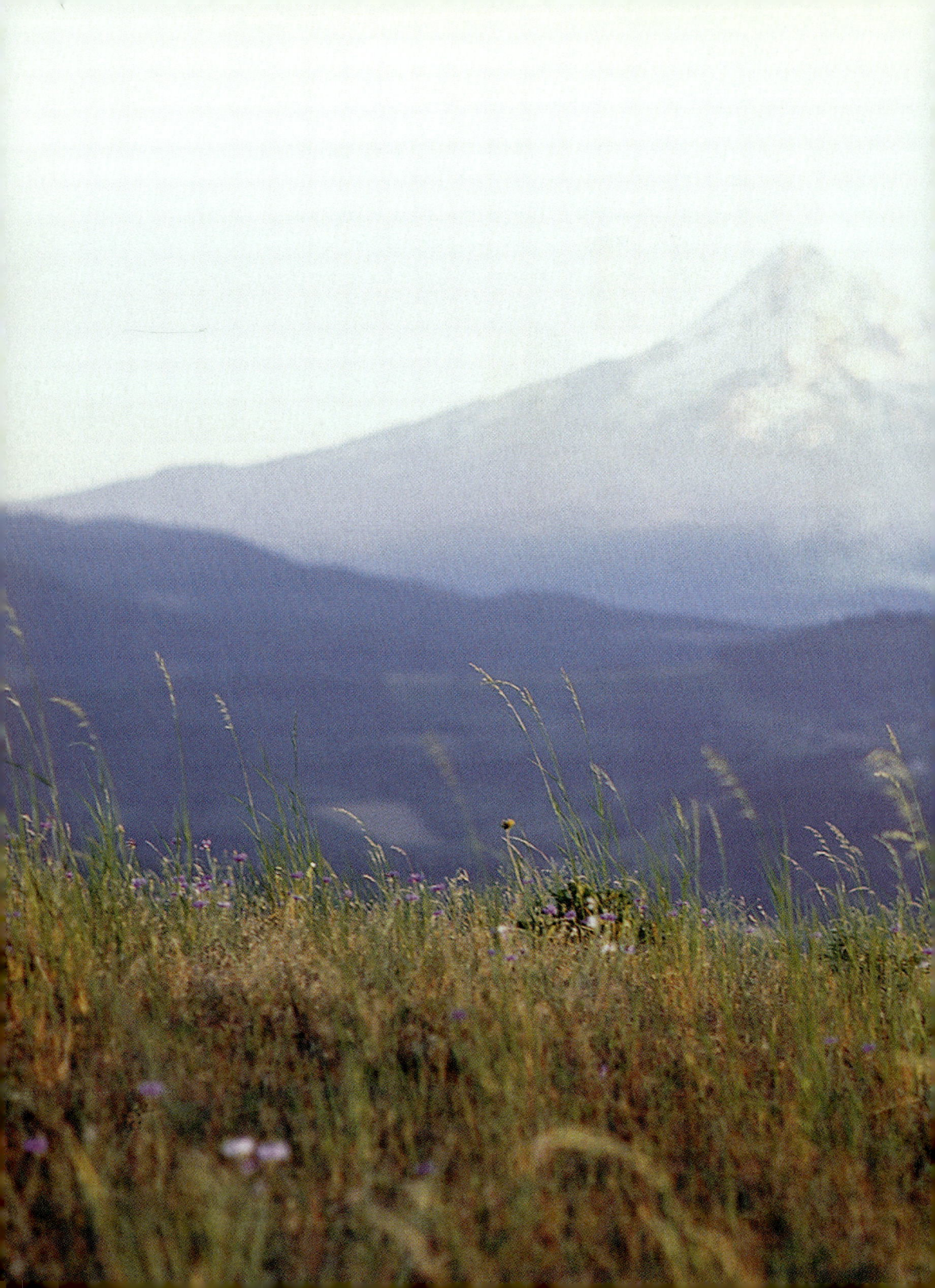

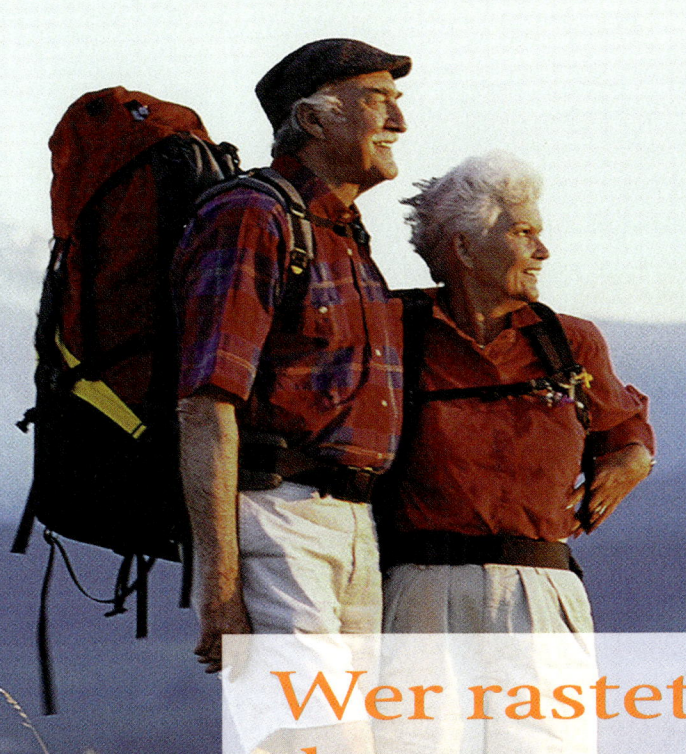

Wer rastet,
der rostet

Eigentlich ist die Arterienverkalkung ein natürlicher Alterungsvorgang, der in vielen Fällen nicht zu Beschwerden führt. Im Grunde sind es erst die Folgeerkrankungen, die Schmerzen verursachen und dann die Patienten in die Praxis treiben.

Arterienverkalkung

Arterien bilden das Transportkanalsystem im Körper, in denen das sauerstoffreiche Blut die Gewebe und Organe erreicht, um sie mit dem lebensnotwendigen Sauerstoff zu versorgen. Der Aufbau der Arterien gleicht die Höhen und Tiefen des Herzschlages aus, so daß das Blut, wenn es die kleineren Blutgefäße erreicht hat, stets einen konstanten Druck hat. Diese kleineren Blutgefäße sind die Arteriolen, die sich in die noch kleineren Kapillaren verzweigen.

Die schlimmsten Folgen einer Arterienverkalkung sind Schlaganfall und Herzinfarkt.

Arterienverkalkung – was ist das?

Die Arterienverkalkung, (Arteriosklerose), ist ein Krankheitsprozeß, der chronisch über Jahre verläuft und zu einer Einlagerung von Fett, Bindegewebebestandteilen und besonders Kalk in die Gefäßwände führt. Als Folge kommt es zu einer Verengung der Arterien bis hin zu einer Verstopfung, dem Gefäßverschluß. Das Blut kann somit nicht genügend zirkulieren, es kommt zu einer Unterversorgung der Gewebe und Organe mit Sauerstoff. Folgende Gefäßschäden führen zu Herz-Kreislauf-Erkrankungen:

Folgenschwere Schäden

- **Herzkranzgefäße:** Durchblutungsstörungen äußern sich als Angina pectoris (koronare Herzkrankheit), Herzinfarkt, Herzmuskelschwäche und Herzrhythmusstörungen.
- **Bein- und Beckenarterien:** Eine Minderdurchblutung kann folgende Beschwerden und Erkrankungen nach sich ziehen: Raucherbein, Schaufensterkrankheit, Potenzstörungen, offene Beine und Schmerzen beim Gehen oder schon in Ruhe.
- **Hirnarterien:** Durchblutungsstörungen können zu Hirnleistungsstörungen, Schlaganfall, Ohrgeräuschen und Schwindel führen.

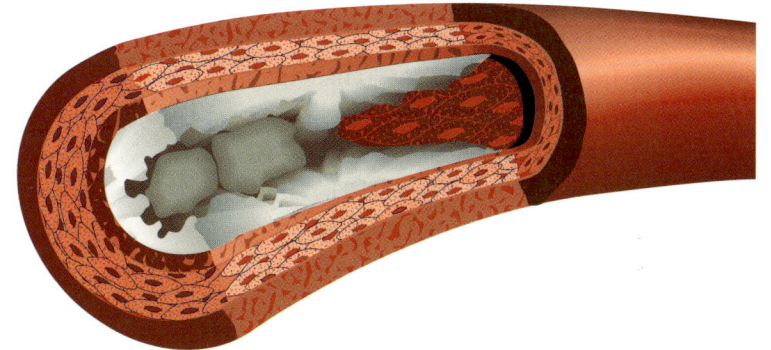

Der Querschnitt durch die Arterie zeigt eine Verengung durch die Ablagerungen an der Arterienwand.

Merke

Herz-Kreislauf-Erkrankungen, die als Folge einer Verkalkung der Arterien entstehen, sind in den westlichen Industrienationen die Todesursache Nummer 1. In Deutschland stirbt jeder Zweite daran.

Risikofaktoren – vermeidbare Ursachen

Die Entstehung der Arteriosklerose ist bekannt. Es handelt sich bei dieser Erkrankung nicht um Zufall oder Schicksal wie z. B. bei einem grippalen Infekt, sondern sie ist Folge von verschiedenen Risikofaktoren, die in den westlichen Industrienationen häufig angetroffen werden. Die schlimmsten Krankmacher sind Rauchen, Bluthochdruck, zu hohe Blutfette (Cholesterin) und Blutzuckerkrankheit (Diabetes). Aber auch Bewegungsarmut, hoher Harnsäuregehalt im Blut (Gicht), Übergewicht, Vererbung und Hormoneinnahmen beschleunigen die Verkalkung der Arterien.

Die Medizin kennt viele Gründe für eine Arteriosklerose. Einige von ihnen sind hausgemacht.

Bluthochdruck
Hoher Blutdruck spielt bei der Entstehung einer Arterienverkalkung eine bedeutsame Rolle. Man spricht von einem oberen, dem

Hochdruckpatienten leiden häufig unter einer Sklerose vieler Blutgefäße.

„systolischen", und einem unteren, dem „diastolischen" Blutdruckwert. Nach internationalen Übereinkünften leidet man unter Bluthochdruck, wenn der systolische Wert über 160 mmHg und/oder der diastolische Wert über 95 mmHg liegt. Ein dauerhafter Bluthochdruck schädigt die Innenauskleidung der Arterien, das Endothel, nachhaltig und führt zur Bildung von Plaques aus Kalk. Aus diesem Grund ist die Behandlung eines Bluthochdruckes unbedingt notwendig. Eine Zwischenstufe zwischen normalem und zu hohem Blutdruck stellt der Grenzwerthochdruck dar. Hier finden sich Werte von 90 bis 95 mmHg diastolisch bis 140 bis 160 mmHg systolisch.

Blutdruckwerte (in mmHg)

	systolisch	diastolisch
Normal	120–140	80–90
Bedenklich	140–160	90–95
Überhöht	≥ 160	≥ 95

Ursachen für hohen Blutdruck

Bluthochdruck betrifft sehr viele Menschen, wobei nicht jeder über sein Leiden Bescheid weiß. Denn nur wer seinen Blutdruck regelmäßig mißt, erkennt diese Kreislauferkrankung, bevor sie größere Schäden an den Gefäßen verursacht hat. Liegt eine Bluthochdruckkrankheit vor, so klärt der Arzt die Ursachen ab, die ihn auslösen könnten. Allerdings wird er nur bei jedem zehnten Patienten fündig. In der überwiegenden Mehrheit der Fälle findet sich kein Faktor als Ursache, man spricht von der sogenannten essentiellen Hypertonie. Die Behandlung setzt auf Medikamente (ACE-Hemmer, Beta-Blocker, Kalziumantagonisten), die langfristig eingenommen werden müssen. Daneben sollte aber auch der Lebenswandel der Erkrankung angepaßt werden: Ernähren Sie sich salzarm und ausgewogen, verzichten Sie möglichst auf Fett,

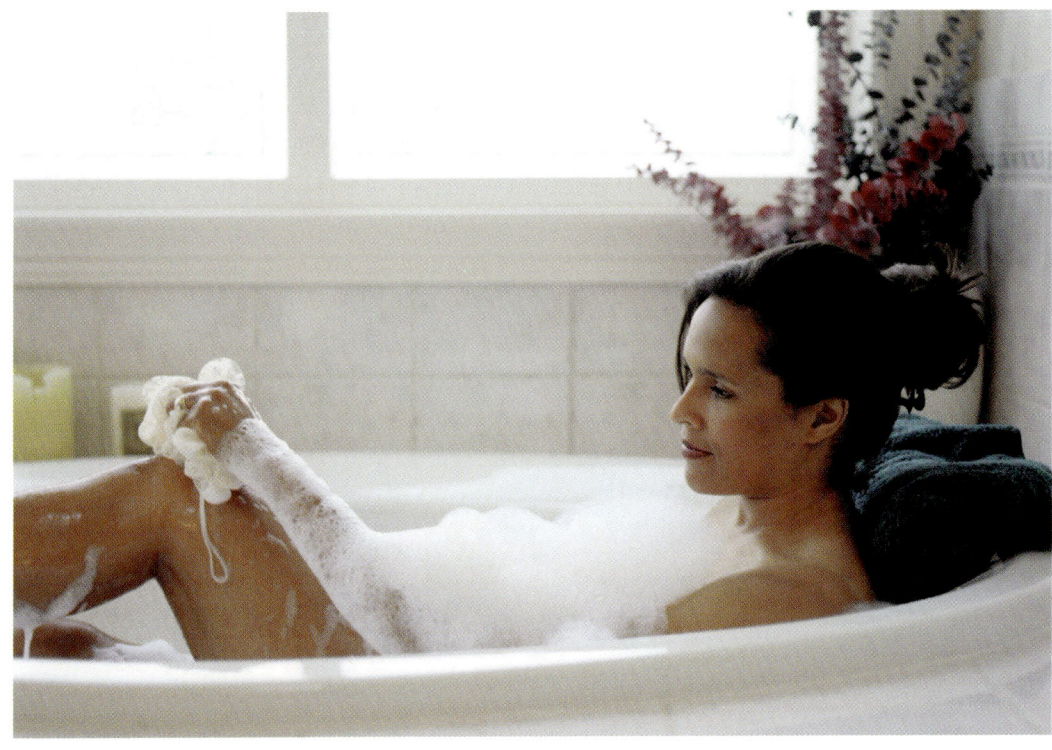

Alkohol und Nikotin und befreien Sie sich von psychischem Streß. Bäder und Kneipp-Anwendungen, Kräutertees mit Weißdorn, Mistel und Lindenblüten wirken entspannend. Bewegung hilft ebenfalls, Anspannungen abzubauen. Maßnahmen wie Magnetfeldresonanztherapie und Akupunktur können auch eingesetzt werden.

Rauchen

Der Zusammenhang zwischen Nikotin und Arteriosklerose ist seit langem bekannt und statistisch bewiesen. Wer raucht, beschleunigt die Ausbildung arteriosklerotischer Plaques in seinen Gefäßen – Endstadium ist das Raucherbein.

Nikotin verändert die Zusammensetzung der Blutfette: Die ungünstigen LDL-Werte steigen, die guten HDL-Werte fallen. Auch werden die Blutkörperchen bei Rauchern träger, das Blut dickt

Grundregeln bei Bluthochdruck:
- *Rauchen aufgeben*
- *Alkohlgenuß drastisch reduzieren*
- *Übergewicht einschränken*
- *Kochsalzverbrauch verringern*
- *Regelmäßige Blutdruckkontrolle sowie ständige ärztliche Überwachung*

leichter ein. Rauchen gehört zu den Hauptrisikofaktoren einer Arteriosklerose. Daher gilt: Beenden Sie das Rauchen noch heute oder fangen Sie es gar nicht erst an.

Blutfette

Veränderte Blutfette spielen neben Bluthochdruck und Rauchen eine entscheidende Rolle bei der Entstehung von Arteriosklerose. Fett muß im Blut an bestimmte Bausteine gebunden werden, um transportiert werden zu können. Diese Bausteine werden Lipoproteine genannt, sie können beispielsweise Cholesterin aufnehmen. Man unterscheidet Lipoproteine hoher Dichte (HDL) und niederer Dichte (LDL). LDL-Cholesterin kann die Gefäßwände schädigen, da es sich an das Endothel bindet und eine Verkalkung auslösen kann. HDL-Cholesterin ist hingegen gut für den Körper, da es überflüssiges Cholesterin aufnehmen und Fettablagerungen in den Gefäßen rückgängig machen kann.

Wenn eine Fettstoffwechselstörung trotz gesunder Ernährung und ausreichender Bewegung weiterhin bestehen bleibt, müssen die Blutfette medikamentös gesenkt werden

Der Cholesterinspiegel sollte 180 mg/dl nicht überschreiten, ab 200 mg/dl sollte eine medikamentöse Behandlung eingeleitet werden. Lassen Sie Ihre Blutfette spätestens alle 5 Jahre kontrollieren. Cholesterin findet sich in Butter, Leber, Bockwurst, Camembert, Kalbfleisch, Sahne und Austern. Das gute Cholesterin, das HDL-Cholesterin erhöht sich durch Gewichtsabnahme, körperliches Ausdauertraining, Reduktion des Alkoholkonsums sowie Einnahme von Östrogenen. Zu hohe Blutfette lassen sich oft alleine durch eine Ernährungsumstellung normalisieren.

Viel Ballaststoffe und wenig Fett: Vitalmüsli mit frischem Obst macht satt und ist gesund.

Daher gilt:

- Bauen Sie Ihr Übergewicht ab, und zwar lieber langsam und dauerhaft als schnell und mit Jo-Jo-Effekt!
- Schränken Sie den Genuß von Alkohol und Zucker ein!
- Achten Sie auf eine fettarme Ernährung, bei der die Kalorien des Fettanteiles 1/3 der Gesamtkalorien nicht überschreiten sollten.
- Bevorzugen Sie mehrfach ungesättigte Fettsäuren zugunsten gesättigter Fettsäuren, also lieber pflanzliche Öle (wie z.B. Oli-

venöl oder Distelöl) anstelle von tierischen Fetten wie Speck, Butter, Sahne und auch Kokosfett verwenden.

- Beschränken Sie Ihre tägliche Cholesterinaufnahme auf höchstens 300 mg.
- Essen Sie zwei- bis dreimal pro Woche Fisch.

Fettsäurenzusammensetzung

Fettsäuren in 100 g Lebensmittel in g	mehrfach ungesättigte Fettsäuren	einfach ungesättigte Fettsäuren	gesättigte Fettsäuren
Butter	3	21	50
Schweineschmalz	11	42	41
Kokosfett	1	7	88
Olivenöl	9	72	15
Maiskeimöl	51	31	13
Sonnenblumenöl	61	22	12
Weizenkeimöl	66	15	17
Leinöl	69	17	10
Distelöl	75	11	9

Nach: Deutsche Gesellschaft für Ernährung e.V.(Hg.): Die Deutsche Gesellschaft für Ernährung informiert; Infothek: «Diätetik». Essen und Trinken bei Fettstoffwechselstörungen, Frankfurt 1993

Neben der Ernährungsumstellung helfen folgende Maßnahmen, den Blutfettspiegel zu reduzieren:

- **Fischöl** besteht fast ausschließlich aus mehrfach ungesättigten Fettsäuren und verbessert somit die Fettzusammensetzung im Körper nachhaltig.
- **Knoblauch** fördert die Fließeigenschaft des Blutes, senkt die Blutfette und den Blutzucker.

Die Zuckerkrankheit

Die Zuckerkrankheit, Diabetes mellitus genannt, führt ebenfalls zu einer Arterienverkalkung. Durch sie werden besonders die kleinen und kleinsten Gefäße und Kapillaren wie z. B. am Auge oder am

Unterschenkel geschädigt. Die Durchblutungsstörungen am Auge führen zu einer Unterfunktion der Netzhaut, wobei das Sehvermögen bis zur Erblindung abnehmen kann. Diabetesbedingte Durchblutungsstörungen am Unterschenkel können ein Absterben von Hautgewebe und hartnäckige Geschwüre zur Folge haben. In manchen Fällen sterben auch größere Areale wie z.B. eine Zehe ab, so daß diese amputiert werden muß. Die Zuckerkrankheit schädigt aber auch größere Gefäße, beispielsweise des Herzens, der Niere und des Gehrins, was die Lebenserwartung eines Diabetikers stark verkürzt.

Eine gesunde Gewichtsreduktion muß folgende Kriterien erfüllen:
• Alle notwendigen Nährstoffe müssen enthalten sein.
• Die Rezepte müssen alltagstauglich sein.
• Damit ein Langzeiterfolg einsetzt, müssen sich auch die Ernährungsgewohnheiten ändern.

Weitere Risikofaktoren:

Übergewicht, hoher Harnsäurespiegel im Blut (Gicht), Streß, Hormonbehandlungen und „dickes Blut" stellen ebenfalls mögliche Risikofaktoren für eine Arteriosklerose dar.

Übergewicht

Übergewicht alleine schädigt noch nicht die Gefäße. Aber meist tauchen Begleiterkrankungen wie Bluthochdruck, Fettstoffwechselstörung, Zuckerkrankheit und Gicht auf – alles Risikofaktoren, die eine Arteriosklerose begünstigen. Ob man übergewichtig ist, läßt sich mit Hilfe des sogenannten Body-Mass-Index feststellen. Von Übergewicht spricht man ab einem Body-Mass-Index (BMI),

Einstufung des Körpergewichts

	Körpermassenindex	
	Männer	**Frauen**
Untergewicht	unter 20	unter 19
Normalgewicht	20–25	19–24
Übergewicht	25–30	24–30
Adipositas (Fettsucht)	30–40	30–40
massive Adipositas	über 40	über 40

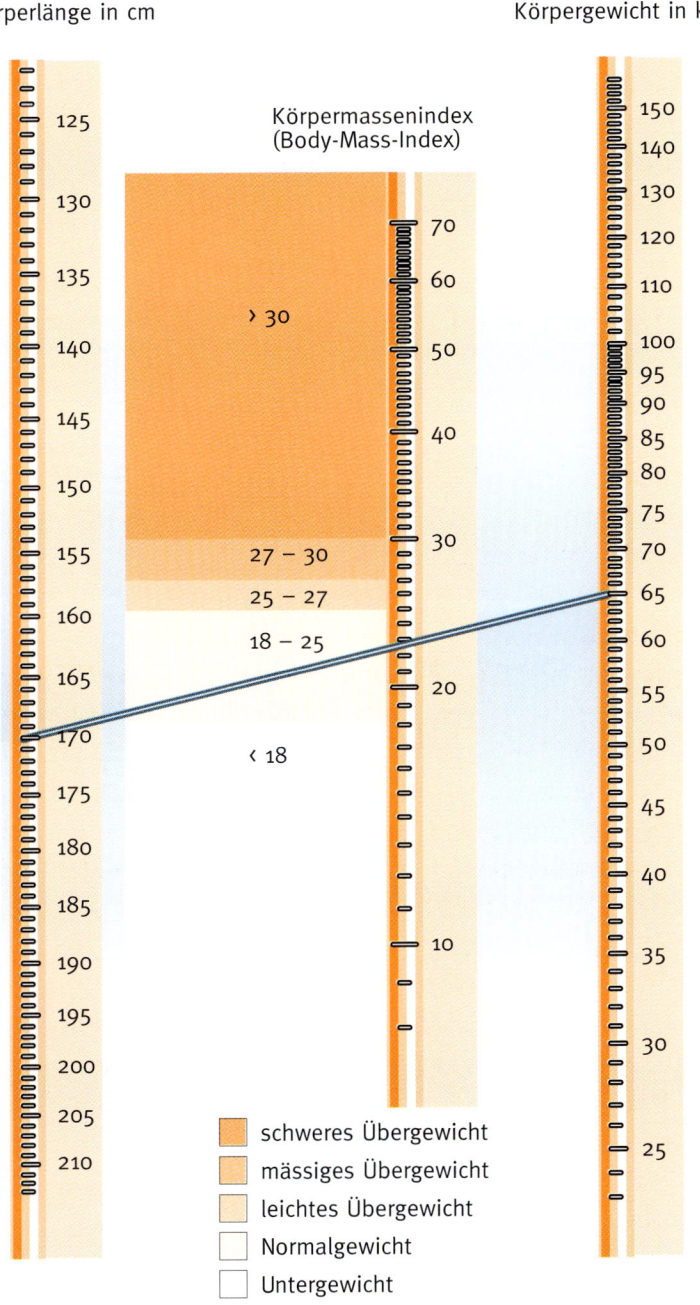

Körperlänge in cm

Körpergewicht in kg

Körpermassenindex
(Body-Mass-Index)

> 30

27 – 30

25 – 27

18 – 25

< 18

- schweres Übergewicht
- mässiges Übergewicht
- leichtes Übergewicht
- Normalgewicht
- Untergewicht

Mit diesem Diagramm können Sie ganz leicht bestimmen, ob Sie z. B. übergewichtig sind. Verbinden Sie einfach die beiden Säulen mit einer Geraden und lesen Sie den Wert in der mittleren Spalte ab.

Ein Beispiel:
Eine 170 cm und 65 kg schwere Frau hätte einen BMI (oder auch Körpermassenindex) von 22,5 (siehe durchgezogene Linie in der Graphik).

$$BMI = \frac{Körpergewicht\ (kg)}{Körpergröße\ (m^2)}$$

der größer als 25 ist. Ein BMI von über 30 bedeutet ein ernstzunehmendes Übergewicht, das zu den erwähnten Erkrankungen führen kann. Der BMI errechnet sich aus Körpergewicht in kg geteilt durch das Quadrat der Körpergröße in Meter.

Erhöhte Harnsäurespiegel

Harnsäureerhöhung (Hyperurikämie) und Gicht bedeuten ein Übermaß an Harnsäure im Blut. Die Ursache liegt meistens in einer zu purinreichen Ernährung. Hyperurikämie kann nicht nur zu den bekannten Gichtanfällen der Gelenke, sondern auch zu einer Arteriosklerose führen.

Wer loslassen kann, dem fällt die Entspannung leichter. Dazu ist ein regelmäßiges Entspannungstraining notwendig.

Zu viel Streß

Streß im Beruf, aber auch privat erhöht ebenfalls das Arteriosklleroserisiko. Vor allem Streß über längere Zeit kann die Gefäße schädigen, wobei die Herzkranzgefäße bevorzugt erkranken. Daher rührt auch der Name „Managerkrankheit" für gestreßte Personen, z. B. aus der Industrie.

Merke

- Einer der erwähnten Risikofaktoren für sich alleine genommen verursacht nur sehr langsam eine Arterienverkalkung. Treffen aber mehrere dieser Faktoren zusammen, so schreitet die Arteriosklerose rasch fort.

- Um einer Arterienverkalkung vorzubeugen und ihre Entstehung zu vermeiden, sollten die beeinflußbaren Risikofaktoren unbedingt auf ein Mindestmaß begrenzt werden. Also: Bluthochdruck behandeln, Blutfette normalisieren, Rauchen sofort beenden und eine vorhandene Blutzuckerkrankheit so gut wie möglich einstellen lassen! Übergewicht vermeiden, Normalgewicht anstreben und sich bewegen!

Hormonbehandlungen

Hormonbehandlungen, vor allem in höheren Dosierungen, führen zum einen zu Besenreisern, Krampfadern und Thrombosen, zum anderen zur Arteriosklerose. Aus diesem Grund sollten Frauen über 35 Jahre, die übergewichtig sind, rauchen und unter Bluthochdruck leiden, möglichst keine Hormone (Antibabypille) einnehmen, da sich das Risiko für eine Thrombose vervielfacht. Diese Empfehlung gilt auch für Frauen mit einer Arteriosklerose der Herzkranzgefäße. In manchen Fällen muß man sich trotzdem für eine Hormontherapie entscheiden, wenn Wechseljahresbeschwerden und Knochenschwund (Osteoporose) auftreten.

„Dickes Blut" entsteht durch ein zuviel an Blutplättchen, weißen wie roten Blutkörperchen, aber auch an Fibrinogen, einem Blutgerinnungsfaktor. Die Blutanalyse beim Arzt deckt diese Risikofaktoren auf.

Frauen, die rauchen, mit Pille verhüten und älter als 35 sind, haben ein höheres Infarktrisiko!

Typische Beschwerden – die Schaufensterkrankheit

Unter Schaufensterkrankheit versteht man Beschwerden, die auftreten, wenn die Arteriosklerose die Beine in größerem Umfang befällt. Dies führt an den Beinarterien zu einer Verkalkung und Verengung des Gefäßdurchmessers, so daß nicht mehr genügend Blut in die Bein- und Wadenmuskulatur fließen kann, wenn diese z. B. durch Laufen vermehrt beansprucht wird. Die Unterversorgung des Muskels führt zur Übersäuerung – Krämpfe treten auf. Patienten mit Schaufensterkrankheit oder peripherer arterieller Verschlußkrankheit (PAVK), wie sie in der medizinischen Fachsprache heißt, bekommen nach wenigen 100 Metern normalen Gehens Wadenkrämpfe, die sich rasch lösen, wenn der Patient stehen bleibt. Die Krämpfe wiederholen sich regelmäßig immer dann, wenn eine bestimmte Gehstrecke zurückgelegt wird. Da der Patient schmerzbedingt jedes Mal stehen bleiben muß, schaut er verlegen in die Schaufenster, als ob ihn die Auslagen interessieren würden, nur da-

Die Schaufensterkrankheit hat ihren Namen von dem typischen Verhalten der Patienten. Nach kurzer Gehstrecke müssen sie stehenbleiben, da die Schmerzen überhandnehmen.

Die Schaufensterkrankheit

Je weniger fortge-schritten die Schau-fensterkrankheit ist, desto wichtiger ist die rechtzeitige und gründliche Korrektur aller Risikofaktoren.

Stadium I: noch harmlos

Die Patienten sind bis auf geringe Beeinträchtigungen wie z.B. Kältegefühl der Beine schmerzfrei. Bei einer Untersuchung findet man schon deutliche Gefäßverkalkungen, die aber immer noch ausreichenden Blutfluß gewährleisten.

Stadium II: Schaufensterkrankheit

Beim Gehen treten Krämpfe in den Waden auf, die nachlassen, sobald man stehen bleibt. Man unterteilt dieses Stadium in Abhängigkeit von der Gehstrecke, wobei für die Behandlung entscheidend ist, wie weit der Patient noch schmerzfrei gehen kann. Liegt die Gehstrecke deutlich unter 100 bis 200 Metern und ist die Lebensqualität des Patienten massiv eingeschränkt, ist eine invasive Katheterbehandlung, eine Operation (Bypass) oder eine Ballondilatation gerechtfertigt. Liegt die schmerzfreie Gehstrecke über 200 Meter, sind konservative Maßnahmen wie Gehtraining usw. angezeigt.

Sobald Sie den Verdacht haben, daß Ihre Durchblutung gestört ist, sollten Sie sofort zum Arzt!

Stadium III: Ruheschmerz

In diesem Stadium klagt der Patient schon in Ruhe, d.h. ohne sich zu bewegen, über Beinschmerzen. Bei der ärztlichen Untersuchung findet sich oft ein kühles Bein mit weißlich oder farblos aussehender Haut. Hier muß eine ärztliche Therapie unmittelbar beginnen.

Stadium IV: Geschwüre treten auf

Die Durchblutung wird derart prekär, daß Hautgewebe abstirbt. Geschwüre treten auf, die meist recht schmerzhaft sind. Einzelne Zehen oder Fußteile können sich schwarz verfärben und eine Amputation notwendig machen. Das ist eine Notfallsituation und muß sofort einem Arzt gezeigt werden.

mit die anderen Passanten möglichst nichts von seinen Schmerzen merken. Dies gab der Krankheit ihren Namen.

Die periphere arterielle Verschlußkrankheit der Beine kann zu weiteren Beschwerden führen: Impotenz oder Erektionsstörungen können auftreten, Kältegefühl der Unterschenkel und Füße sind möglich, Hautgewebe kann absterben und zu Geschwüren führen, Teile der Gliedmaßen können schwarz werden und absterben (Raucherbein). Aus Gründen der Systematik teilt man die periphere arterielle Verschlußkrankheit in vier Stadien ein (siehe Tabelle Seite 30).

Der Schlaganfall – die Folgen bleiben oft lebenslang

Unter einem Schlaganfall, auch Hirninfarkt oder Apoplex genannt, versteht man eine plötzliche Mangeldurchblutung des Gehirns, die zu einem Untergang von gesundem Hirngewebe führt. Sterben Hirnzellen einmal ab, können sie nicht mehr nachwachsen. Aus diesem Grund bleiben nach einem Schlaganfall oftmals Behinderungen, die sich nicht mehr zurückbilden. Der Grad der Ausfallserscheinungen hängt von der Lage und Größe des befallenen Areals ab. Lähmungen der Beine oder Arme, Seh- und Sprachstörungen aber auch geistige Verwirrungen gehören zu den Folgeerscheinungen, die ein Schlaganfall hinterlassen kann. Nach dem Herzinfarkt zählt der Schlaganfall zu den häufigsten Todesursachen in den westlichen Industrienationen.

Ein Schlaganfall kündigt sich oftmals über Monate und Jahre an, wobei sich die Symptome in diesen Fällen wieder zurückbilden. Im Volksmund nennt man dies auch „Streifung". Am häufigsten gehen einem Schlaganfall sogenannte transitorische ischämische Attacken (TIA) voraus. Sie führen zu vorübergehenden akuten Hirnfunktionsausfällen, die sich aber innerhalb von 24 Stunden wieder zurückbilden. Hierzu zählen Gefühls- und Sehstörungen, Schwindel, Gangunsicherheit, Schwäche, Sprachstörungen und

Warnzeichen:
1. *Plötzliche Schwäche oder Gefühlsstörung in einer Körperhälfte, vor allem im Gesicht, Arm oder Bein.*
2. *Sekunden- oder minutenlange Blindheit eines Auges, vorübergehende Doppelbilder.*
3. *Plötzliches Schwindelgefühl und unsicherer Gang.*
4. *Urplötzlich rasende Kopfschmerzen.*
5. *Plötzlich auftretende Sprechstörungen oder totaler Sprachverlust.*
6. *Schwindel, leichte Kopfschmerzen und Ohrensausen sind weitaus seltenere Symptome.*

Kopfschmerzen. Dauern diese Beschwerden länger als 24 Stunden an, nennt man dies ein progredientes reversibles, ischämisches Defizit (PRIND), ein direktes Vorstadium des Schlaganfalles.

Eine TIA und ein PRIND sind Hinweise für eine schwerwiegende Durchblutungsstörung der Hirnarterien. Lassen Sie sich unverzüglich von einem Arzt untersuchen!

Die TIA:
• Sie wird oft als Schlägelchen oder als Miniform des Hirninfarktes bezeichnet.
• Alle Symptome verschwinden genauso schnell, wie sie gekommen sind.
• Dabei ist das Schlaganfallrisiko bei TIA deutlich erhöht.
• Sie ist die häufigste Vorwarnung vor einem Schlaganfall.

Den Schlaganfall selbst erkennen

Je nach Ausmaß und Lokalisation der Durchblutungsstörung im Gehirn sind die Ausfallerscheinungen unterschiedlich. Kopfschmerzen, Gangunsicherheiten, Schwindel und Koordinationsstörungen deuten auf eine Mangeldurchblutung des Kleinhirns hin. Halbseitenlähmung, Bewußtlosigkeit, einseitig herabhängender Mundwinkel, Sehstörungen und eingeschränktes Sprechvermögen sind Hinweise für einen Großhirninfarkt. Beim geringsten Verdacht auf einen Hirnschlaganfall sollte umgehend ein Notarzt hinzugezogen und die Krankenhauseinweisung vorbereitet werden. Vor allem die frühe richtige Diagnose und die rasche Therapie können das Ausmaß des Schlaganfalles vermindern und die Lebensqualität des Patienten nachhaltig verbessern. Ein Schlaganfall kann leicht mit Hilfe der Computertomographie festgestellt werden, bei der das Gehirn in Millimeterschichten dargestellt wird.

Der Herzinfarkt – schwerer Schaden für den Motor der Blutzirkulation

Das Herz steht im Mittelpunkt des Körperkreislaufes und pumpt das Blut, einem Motor gleich, durch die Gefäße. Damit der Herzmuskel diese großartige Dauerleistung erbringen kann, benötigt er selbst eine gute Versorgung mit ausreichend Sauerstoff und Nährstoffen. Dies geschieht über ein spezielles System, die Herzkranz-gefäße oder Koronararterien. Erkrankungen dieser Arterien führen zur Verengung des Gefäßdurchmessers bis zum Verschluß; in der Folge können bestimmte Teile des Herzmuskels nicht mehr mit Blut versorgt werden, sie sterben ab – es kommt zum Herzinfarkt oder Myokardinfarkt.

Wie auch beim Schlaganfall gibt es oftmals Vorstufen des Herz-infarktes, die ein solches Ereignis ankündigen können. Es kommt zur sogenannten Angina pectoris, das sind Schmerzen in der Brust mit Engegefühl und Beklemmung, die sich aber wieder lösen. Tre-ten derartige Beschwerden auf, sollte unbedingt ein Arzt aufge-sucht werden, um die möglichen ursachen abzuklären und zu be-handeln.

> Bei Schmerzen in der Brust zusam-men mit Engege-fühl und Beklem-mung: Sofort zum Arzt!

Den Herzinfarkt selbst erkennen

Im Gegensatz zur Angina pectoris lösen sich beim Herzinfarkt die Beschwerden nicht mehr. Vernichtende Schmerzen in der Brust, die in den linken Arm ausstrahlen, sind ganz typische Anzeichen. Oftmals gesellen sich Todesangst, Herzstolpern, Schweißaus-brüche, Atemnot, Herzrhythmusstörungen bis hin zum Kreislauf-kollaps und Schock hinzu. Nicht immer geht ein Herzinfarkt mit solchen deutlichen Symptomen einher. In manchen Fällen spürt der Patient gar nichts. Man spricht dann von einem „stummen In-farkt".

Bessern Nitrate (Nitroglyzerin) die Beschwerden nicht, so muß an die Möglichkeit eines Herzinfarktes gedacht werden. Das be-deutet, daß unverzüglich ein Notarzt hinzugezogen werden muß. Hier sollten Sie auf keinen Fall warten, denn der größte Teil der To-desfälle durch Herzinfarkt tritt in den ersten Stunden nach Einset-zen der Beschwerden ein. Die Zeit zwischen den ersten Anzeichen eines Infarktes und der ärztlichen Überwachung sollte also mög-lichst kurz sein. Geben Sie dem Wunsch zu warten nicht nach, son-dern kontaktieren Sie sofort und ohne Zeitverlust Ihren Hausarzt oder rufen Sie den Notarzt an.

Anzeichen eines Herz-infarktes:

- *Starke, anhaltende, heftig brennende Schmerzen im Brust-korb, die in die Arme ausstrahlen*
- *Engegefühl im Brust-korb*
- *Blasse, fahle Gesichts-farbe*
- *Kalter Schweiß auf Stirn und Oberlippe*
- *Atemnot, Unruhe*
- *Plötzliche Übelkeit mit Erbrechen*

Besteht der Verdacht eines Herzinfarkts ist es entscheidend, die Diagnose richtig zu stellen und möglichst rasch eine wirksame Therapie zu beginnen. Hierzu registriert der Arzt:
- die typischen Beschwerden des Patienten
- das EKG (Elektrokardiogramm), das ganz deutliche Veränderungen des Kurvenverlaufs zeigt
- die Blutentnahme. Hier läßt sich durch die Laboruntersuchung des Blutes nachweisen, daß spezielle Enzymmuster erhöht sind.

Es ist von größter Wichtigkeit, daß die ärztliche Hilfe den Infarktpatienten so schnell wie möglich erreicht. Es kann sein, daß in der frühen Phase eines akuten Herzinfarktes sehr schwerwiegende Komplikationen auftreten. Hier ist die Klinik gefordert, die technisch-apparativ und auch personell in der Lage ist, gefährliche Herzrhythmusstörungen, Schockzustände und Herzversagen bestmöglich zu behandeln. Ein weiterer Grund für eine rasche Klinikbehandlung ist der Infarkt selber. Er wird in der Regel durch einen Thrombus (Gerinnsel) hervorgerufen, welcher die Durchblutung der Herzkranzgefäße völlig verhindert. Je früher die Behandlung erfolgt (in den ersten 4 bis 6 Stunden nach Infarktbeginn), desto eher ist es möglich, dieses Gerinnsel mit Hilfe von Medikamenten wieder aufzulösen. Außerdem kann mit einer Balondillatation versucht werden, das verschlossene Gefäß wieder zu öffnen. Beide Verfahren sind, rechtzeitig angewendet, überaus erfolgreich und senken mit ziemlicher Sicherheit die Sterberate.

Spätestens 4 Stunden nach Symptombeginn muß der Patient in Klinikbehandlung sein!

Um so wichtiger ist es daher, daß die Patienten möglichst schnell, und das heißt spätestens vier Stunden nach Symptombeginn, in Klinikbehandlung kommen. Sie sollten also auf keinen Fall warten und bei dem geringsten Verdacht auf einen Herzinfarkt sofort den Arzt rufen!

So leisten Angehörige Erste Hilfe

- Rufen Sie sofort einen Notarzt!

Deutschland · · · · · · · · · · · · · · · · · · 110
Schweiz · 144
Österreich · · · · · · · · · · · · · · · · · · 144

Falls absehbar sein sollte, daß der Haus- oder Notdienstarzt nicht innerhalb von 10 bis 15 Minuten bei Ihnen sein kann, wählen Sie den Feuerwehrnotruf .
Deutschland · · · · · · · · · · · · · · · · · · 112
Schweiz · 118
Österreich · · · · · · · · · · · · · · · · · · 122
Wichtig ist, daß Sie bereits am Telefon einen eventuellen Verdacht auf einen Herzinfarkt oder einen Schlaganfall äußern.

- Sollte man zuerst den Hausarzt informieren oder darf man gleich das Krankenhaus aufsuchen? Zunächst gilt die Regel, daß eine Einweisung zur stationären Behandlung durch den Hausarzt erfolgen sollte. Bei Infarktverdacht, Herzinfarkt oder Reinfarkt kann jedoch jeder Patient unmittelbar das Krankenhaus aufsuchen.

- Häufig werden Angehörige vom Patienten selber davon abgehalten, den Arzt zu rufen. Ist dies der Fall, so sollten Sie versuchen, den Infarktpatienten durch beruhigendes Zureden davon zu überzeugen, daß Sie schon das Richtige tun. Nur in seltenen Fällen wird der Kranke dann den Notruf auch weiterhin ablehnen. In solchen Momenten empfiehlt es sich, durchaus einmal gegen den Willen des Patienten heimlich den Arzt zu informieren.

- Sorgen Sie während der Wartezeit für frische Luft, helfen Sie, beengende Kleidungsstücke wie Krawatten, Hemdkragen, Mieder, Büstenhalter oder Gürtel zu öffnen. Lassen Sie den Patienten selbst entscheiden, ob er sitzen oder liegen möchte.

- Eine für den Arzt wichtige Information ist der Puls des Kranken. Daher sollten Sie immer wieder den Puls kontrollieren und ihn auf einen Zettel notieren.

- Bleiben Sie in jedem Fall bei dem Kranken und lassen Sie ihn nicht allein. Sehr häufig haben die Patienten Todesangst und brauchen Ihre Nähe und Ihre Zuwendung. Je ruhiger Sie dabei bleiben, desto ruhiger wird auch der Patient. Verbreiten Sie Zuversicht und Wärme, auch wenn es schwerfällt.

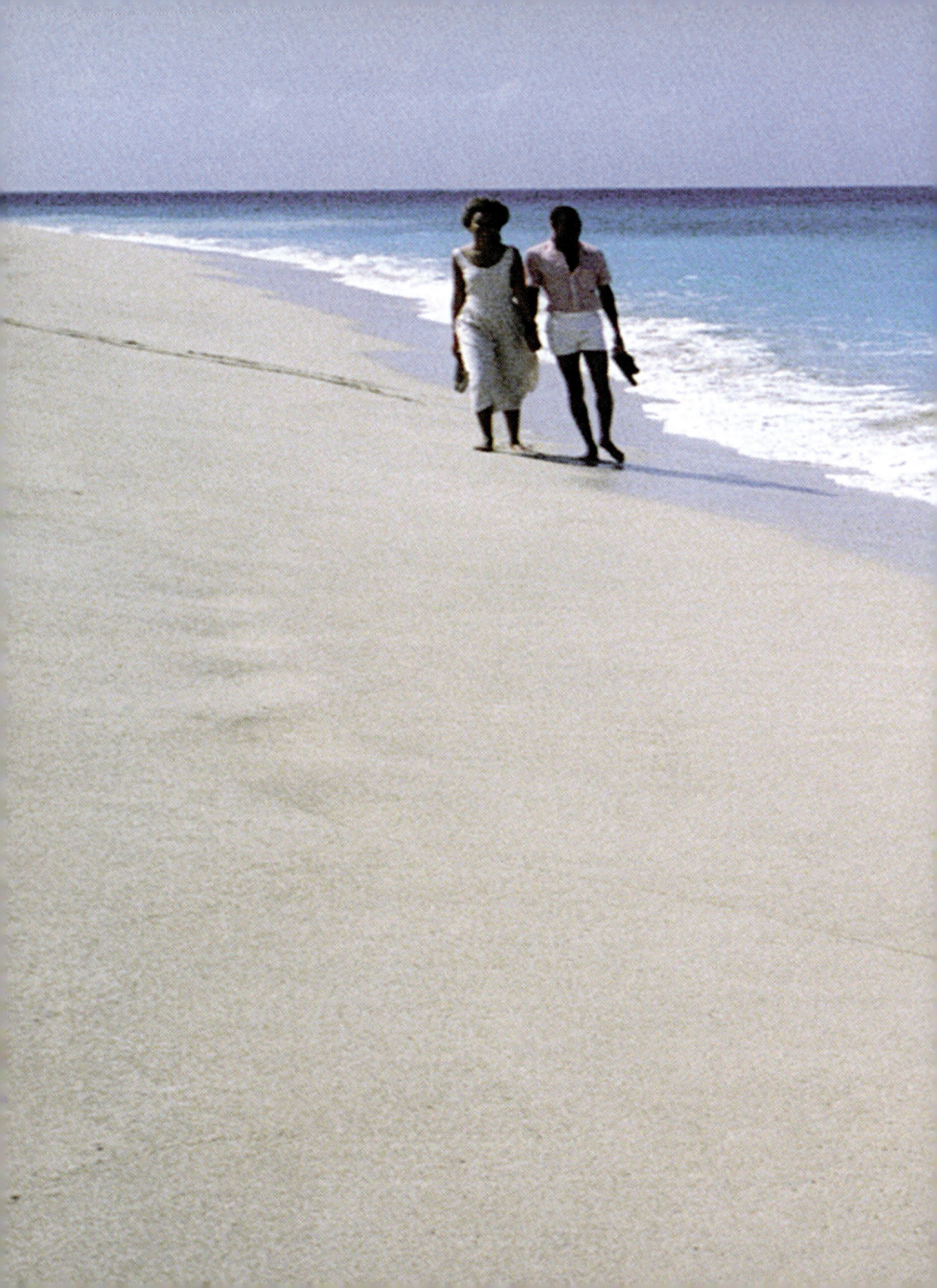

Die Energie zum Fließen bringen

Die sichbar geschlängelten Linien an den Beinen sind oft nur ein kosmetisches Problem. Sie werden als unansehnlich empfunden. Sind die Krampfadern aber ausgeprägt, kann es auch zu ernsthaften medizinischen Beschwerden kommen.

Krampfadern –
eine Volkskrankheit

■ Unterschiedliche Faktoren können dazu führen, daß die Venenklappen nicht richtig arbeiten. Die Ursache besteht meistens darin, daß die verschiedenen Klappensegel nicht mehr dicht schließen können. Diese Störung kann vererbt oder im Laufe der Zeit erworben worden sein, indem sich die Venenwände z. B. soweit ausdehnten, daß die Segel auseinander gezogen wurden. Meist finden sich die ersten Klappenschäden dort, wo die kleine oder große Rosenvene in das tiefe Venensystem mündet. In der Folge staut sich das Blut in diesem Venenabschnitt, dessen Klappe gestört ist, und lastet mit seinem Druck auf der darunter liegenden Venenklappe.

> Neben erblichen Anlagen sind unterschiedliche Lebensbedingungen und Umwelteinflüsse von Bedeutung.

Was sind Krampfadern?

Die Betätigung der Bauchpresse, z. B. beim Stuhlgang, aber auch beim Husten oder beim Lachen führt zu einer weiteren Druckerhöhung in diesem Venensegment, so daß meist in kurzer Zeit auch die nächste Venenklappe nicht mehr richtig funktioniert. Schritt für Schritt schließt eine Klappe nach der anderen nicht mehr, bis der Unterschenkel hiervon ebenfalls erfaßt wird. Der Druck des stauenden Venenblutes ist am Unterschenkel derart hoch, daß die Vene sich chronisch entzündet. Als Reaktion auf diese Belastung wird die Schlängelung des Gefäßes sichtbar, und die ersten Venenbeschwerden stellen sich ein.

Merke

Auch wenn die Krampfadern vor allem am Unterschenkel sichtbar werden, ist das venöse Gefäß meistens schon ab der Leiste oder Kniekehle krankhaft verändert.

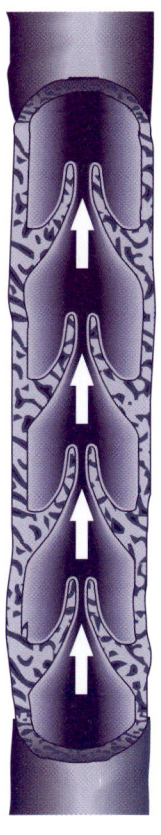 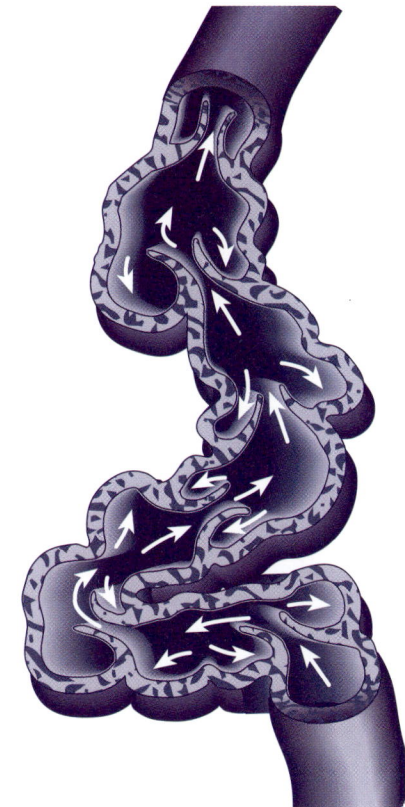

In einer gesunden Vene (links) fließt das Blut herzwärts, die Klappen sind intakt. In der Krampfader (rechts) schließen die Klappen nicht mehr richtig, das Blut staut, überdehnt die Ader und strömt teilweise sogar zurück.

Fatale Wirkung

Die Auswirkungen der Krampfadern auf den Blutfluß sind folgenschwerer, als man vermuten würde. Da das Blut in den Krampfadern nur der Schwerkraft gehorcht und daher von oben nach unten fließt anstatt umgekehrt, fallen diese erkrankten Venensegmente für einen Rücktransport des Blutes zum Herzen aus. Das tiefe Venensystem muß nun diese Arbeit verrichten, was zumeist kein Problem darstellt, da nur etwa 20 Prozent des Blutes durch die oberflächlichen Venen zirkulieren. Eine zusätzliche Belastung entsteht dadurch, daß eine gewisse Blutmenge an der Einmündung der Rosenader zurückfließt und einen toten Blutkreislauf verursacht.

Der Rückstrom des Blutes zum Herzen erfolgt hauptsächlich über die tiefen Venen. Sind die oberflächlichen Venen geschädigt, müssen nun die tieferliegenden Leitvenen deren Arbeit übernehmen

Risikofaktoren für die Bildung von Krampfadern

Verschiedene Faktoren begünstigen die Entstehung von Krampfadern (Varizen): Vererbung, Bindegewebeschwäche, hormonelle Veränderungen z. B. während der Schwangerschaft, Verstopfung, Übergewicht, Bewegungsmangel, zunehmendes Alter, viele Genußgifte sowie übermäßige Beinerwärmungen.

Vererbung

Die Neigung, einmal an Krampfadern zu erkranken, ist erblich bedingt. Finden sich bei beiden Elternteilen Varizen, so liegt das Risiko, selbst einmal Krampfadern auszubilden, bei fast 100 Prozent. Sind Krampfadern einmal entstanden, bilden sie sich nicht mehr zurück, sondern verstärken sich im Laufe der Zeit; vorausgesetzt, man unternimmt nichts gegen sie. Varizen zählen zu den häufigsten Erkrankungen der oberflächlichen Beinvenen. Die Beschwerden, die sie verursachen können, reichen von rein kosmetischer Beeinträchtigung bis hin zu massiven Venenentzündungen und Thrombosen.

Bindegewebeschwäche

Unter Bindegewebeschwäche versteht man ein schlaffes Bindegewebe, das unter Belastung leicht nachgibt und wenig Elastizität und Kontraktilität zeigt. Die Folge in bezug auf die Venen liegt darin, daß das Venengefäß immer weiter und die Venenwand immer schlaffer wird, bis die Segel der Venenklappen nicht mehr dicht genug nebeneinander zu liegen kommen, um ausreichend schließen zu können. Eine Bindegewebeschwäche findet sich besonders bei Frauen. Sie geht mit typischen weiteren Erkrankungen wie Hämorrhoiden, Blasensenkung, aber auch Cellulite einher. Eine Bindegewebeschwäche kann angeboren oder erworben sein.

Hormonelle Veränderungen

Hormonelle Veränderungen, z. B. während der Schwangerschaft oder des Klimakteriums, aber auch die langfristige Einnahme von hormonhaltigen Pillen, wie etwa zur Empfängnisverhütung, wirken nachhaltig auf die Venenwände und führen zu einem Verlust an Spannkraft. Aber auch das Bindegewebe allgemein wird in Mitleidenschaft gezogen: Es wird weich und schlaff, was die Entstehung von Cellulite begünstigt. Eine Schwangerschaft wirkt sich besonders nachteilig auf die Venen aus. Fast ein Drittel aller Schwangeren leidet beim ersten Kind, fast die Hälfte beim zweiten Kind unter Venenbeschwerden. Diese bilden sich nach der Geburt sehr oft fast vollständig zurück, bleiben in manchen Fällen aber leider bestehen.

Bewegungsmangel

Sitzen und Stehen sind schlecht, Laufen und Liegen gut. Jede Form der Bewegung, die mit einem Einsatz der Wadenmuskelpumpe einhergeht, steigert die Blutzirkulation und beugt Krampfadern vor. Gleiches gilt auch für die Liegeposition, in der sich die Venen automatisch entleeren und keine Stauung auftritt. Nur die konsequente Bewegung führt zu einer Entleerung der venösen Blutspeicher im Bein und beugt somit Stauungen vor. Bei längeren Sitz- und/oder Stehperioden füllen sich die Venen am Bein, es kommt zu Stauungen, und das Risiko für Krampfadern steigt.

Zunehmendes Alter

Mit zunehmendem Alter nimmt die Elastizität aller Gewebe und damit auch der Venen stark ab, die Krampfaderbildung beschleunigt sich.

Verstopfung

Verstopfung geht mit harter und praller Füllung des Dick- und Enddarmes einher; diese drückt auf die Beckenvenen und behindert den venösen Abfluß. Der Pressvorgang beim Stuhlgang verstärkt diesen Mechanismus zusätzlich.

Übergewicht

Übergewicht, d.h. ein Body-Mass-Index (siehe Seite 26) von über 25 bis 27 bedeutet eine erhöhte Fettmasse im Bauchraum, die auf die großen Beckenvenen drückt. Dadurch wird der Rückfluß des Blutes zum Herzen behindert. Stauungen sind die Folge und meist treten verstärkt Krampfadern auf.

Stehende und sitzende Berufe

Das Risiko, an Krampfadern zu erkranken, steht und fällt mit dem Beruf. Wer, wie z.B. Frisöre, überwiegend stehen oder sitzen muß, leidet unter einem verstärkten venösen Stau, der wiederum die Varizenbildung fördert.

Genußgifte

Rauchen und Alkohol spielen bei der Krampfaderentstehung zwar nur eine kleine Rolle, erweitern die Venenwände aber zusätzlich und können eine Varikosis begünstigen.

Wärme

Übermäßige Beinerwärmung, wie regelmäßige Saunagänge, der Besuch von Thermalbädern oder Sonnenstudios, führt immer wieder zu ausgeprägten Dehnungen der venösen Gefäße mit Krampfaderbildung als Folge.

Wie entstehen Krampfadern?

Der Rücktransport des venösen Blutes zurück zum Herzen war von der Evolution ursprünglich für ein Lebewesen vorgesehen, das sich auf allen Vieren fortbewegt. Bei Vierfüßlern sind Krampfadern so gut wie unbekannt. Der Mensch entwickelte hingegen im Laufe der Evolution den aufrechten Gang, der ihm gegenüber dem Vierfüßler Vorteile brachte, da er als Jäger einen besseren Überblick über seine Umgebung hatte und seine Beute dadurch früher erkennen konnte. Das Gehen in der Senkrechten erschwert aber den venösen Rückfluß aus den Beinen zum Herzen, da das Blut entgegen der Schwerkraft nach oben in Richtung Brustkorb gepreßt werden muß. Ein ausgeklügeltes System aus Muskelpumpen und Ventilen, die sich je nach Blutfluß öffnen und schließen, sorgt nun dafür, daß der Bluttransport gegen die Schwerkraft trotzdem funktioniert. Diese Ventile sind die sogenannten Venenklappen (s. S. 15), die sich in den Venen hintereinandergereiht öffnen und schließen können.

> Ohne die Muskel-Venen-Pumpe kann das Blut nicht mehr herzwärts transportiert werden.

Verschiedene Formen von Krampfadern

Unter Krampfadern faßt man alle krankhaft erweiterten Venen zusammen, seien es geplatzte Äderchen von einem Millimeter Durchmesser (Besenreiser) oder große dicke Knäuel am Bein, die zu Komplikationen führen können. Im folgenden werden die einzelnen Krampfadertypen beschrieben, die sich leicht unterscheiden lassen.

> Ausgeprägte Krampfadern sind nicht nur ein kosmetisches Problem, sondern ein Risikofaktor für die Betroffenen, auf den sie unbedingt achten müssen. Sonst drohen Ihnen weitere Komplikationen wie Thrombosen oder Venenentzündungen mit der Gefahr einer Lungenembolie.

Stamm- und Seitenastkrampfadern

Unter Stamm- und Seitenastvarizen versteht man eine Krampfaderbildung, die die großen Stammvenen (große und kleine Rosenader) und ihre Seitenäste erfaßt. Sie findet sich daher besonders an der Innenseite des Unter- und Oberschenkels sowie im Wadenbereich. Typischerweise wird sie besonders am Unterschenkel sichtbar, auch wenn die Schäden der Venenklappen bis hinauf zur

Kniekehle oder Leiste reichen. Stamm- und Seitenastkrampfadern können fingerdicke Formen annehmen und sind verantwortlich für die Ausbildung einer chronischen Venenstauung mit Hautveränderungen bis hin zum offenen Bein. Sie führen zu Beschwerden und sollten behandelt werden, bevor sich die genannten Folgeschäden einstellen.

Netzkrampfadern (retikuläre Varikosis)

Unter Netzkrampfadern versteht man kleine, netzförmig über das Bein verteilte, wenige Millimeter messende bläuliche Venen. Sie spielen meistens nur eine kosmetische Rolle, können aber abhängig vom hormonellen Zyklus zu Beschwerden wie Juckreiz und Schmerzen führen. Netzkrampfadern können ein Hinweis auf eine tieferliegende Venenerkrankung sein, deren Auswirkungen noch nicht anderweitig sichtbar sind. Hautveränderungen und andere Zeichen einer chronischen Venenstauung werden durch Netzkrampfadern nicht ausgelöst!

Besenreiser – geplatzte Äderchen

Besenreiser, Teleangiektasien oder auch geplatzte Äderchen genannt, sind feinste erweiterte venöse Gefäße mit einem Durchmesser von meist weniger als einem Millimeter, die bläulich oder rötlich gut sichtbar am Bein auftreten. Auf der Innen- und Außenseite der Oberschenkel, aber auch in der Kniekehle sind sie besonders oft zu finden. Besenreiser, die an verzweigtes Birkenreisig eines Besens erinnern, haben in erster Linie nur kosmetische Bedeutung. Auch sie können ein Hinweis dafür sein, daß ein schweres tieferliegendes Venenleiden vorhanden ist. Ihre Entstehungsursache ist unklar.

Besenreiser treten vorzugsweise bei Frauen auf. Sie stören meist nur kosmetisch und kommen auch unabhängig von Krampfadern vor. Nur selten verursachen sie auch Schmerzen.

Folgen von Krampfadern

Krampfadern werden auch heute noch – trotz breiter Aufklärung über dieses Leiden – als kosmetisches Problem verharmlost, obwohl die Komplikationen und Folgen bestens bekannt sind. In

Ihr persönliches Risikoprofil, an venösen Durchblutungsstörungen zu erkranken

Genetische Vererbung

Sind bei den Eltern/Großeltern Krampfadern oder offene Beine bekannt?

▶ ☐ Ja: 2 Punkte ☐ Nein: 0 Punkte

Geschlecht

Sind Sie weiblich?

▶ ☐ Ja: 1 Punkt ☐ Nein: 0 Punkte

Bindegewebeschwäche

Sind Ihre Beine chronisch geschwollen und/oder das Gewebe schlaff und/oder Cellulite sichtbar?

▶ ☐ Ja: 2 Punkte ☐ Nein: 0 Punkte

Schwangerschaften

Hatten Sie bereits oder planen Sie in der Zukunft eine Schwangerschaft?

▶ ☐ Ja: 1 Punkt ☐ Nein: 0 Punkte

Gewicht

Ist Ihr Gewicht im Normbereich (= Körpergröße in cm minus 100 oder max. + 20 %)?

▶ ☐ Ja: 0 Punkte ☐ Nein: 1 Punkt

Stuhlgang

Haben Sie regelmäßig Stuhlgang ?

▶ ☐ Ja: 0 Punkte ☐ Nein: 1 Punkt

Bewegung

Arbeiten Sie vor allem im Sitzen und Stehen?

▶ ☐ Ja: 2 Punkte ☐ Nein: 0 Punkte

Sind Sie Chauffeur, Frisör(in), Bäcker, Konditor(in), Verkäufer(in), Sekretär(in) oder Sachbearbeiter(in) von Beruf?

▶ ☐ Ja: 2 Punkte ☐ Nein: 0 Punkte

Bewegen Sie sich in Ihrer Freizeit viel, treiben Sie Sport wie Radfahren, Wandern?

▶ ☐ Ja: 0 Punkte ☐ Nein: 1 Punkt

Auswertung

0 – 4 Punkte

Ihr Risiko, einmal an einer venösen Durchblutungsstörung zu erkranken, ist gering. Trotzdem sollten Sie vorbeugend die Punkte beachten, die in der Checkliste „Venöse Durchblutungsstörungen" beschrieben sind.

5 – 10 Punkte

Sie leben mit einem deutlich erhöhten Risiko, an Krampfadern zu erkranken. Sie sollten unbedingt die Maßnahmen und Ratschläge beherzigen und konsequent durchführen, die in diesem Buch beschrieben sind. Beginnen Sie noch heute!

11 – 15 Punkte

Das Risiko, daß bei Ihnen Krampfadern auftreten, ist sehr hoch. Gehen Sie unbeding zu Ihrem Arzt und besprechen Sie mit ihm, welche unterstützenden Maßnahmen neben denen, wie sie im Buch beschrieben wurden, für Sie wichtig und notwendig sind.

Ihr persönliches Risikoprofil, an einer Arterienverkalkung zu erkranken

Vererbung

Ist Ihr Vater/Ihre Mutter an einem Schlaganfall oder an einem Herzinfarkt erkrankt oder verstorben?

▶ ☐ Ja: 2 Punkte ☐ Nein: 0 Punkte

Litt Ihr Vater/Ihre Mutter unter Diabetes oder Gicht?

▶ ☐ Ja: 1 Punkt ☐ Nein: 0 Punkte

Persönliche Risikofaktoren

Ist bei Ihnen eine Zuckerkrankheit (Diabetes mellitus) bekannt?

▶ ☐ Ja: 3 Punkte ☐ Nein: 0 Punkte

Ist bei Ihnen eine Harnsäureerhöhung (Gichtkrankheit) bekannt?

▶ ☐ Ja: 2 Punkte ☐ Nein: 0 Punkte

Ist bei Ihnen eine Blutfetterhöhung bekannt?

▶ ☐ Ja: 2 Punkte ☐ Nein: 0 Punkte

Welche Art von Raucher sind Sie?

– Sind Sie Nichtraucher?

▶ ☐ 0 Punkte

– Sind Sie Pfeiffen- oder Zigarrenraucher?

▶ ☐ 2 Punkt

– Sind Sie Zigarettenraucher?

▶ ☐ 4 Punkte

– Waren Sie Raucher und haben seit 5 Jahren oder länger das Rauchen beendet?

▶ ☐ 2 Punkte

Blutdruck

Leiden Sie an erhöhtem Blutdruck, so daß Sie eventuell sogar Blutdrucktabletten einnehmen müssen?

▶ ☐ Ja: 2 Punkte ☐ Nein: 0 Punkte

Streß

Leiden Sie beruflich oder auch sonst viel unter Streß?

▶ ☐ Ja: 1 Punkt ☐ Nein: 0 Punkte

Körpergewicht

Liegt Ihr Gewicht im Normbereich (Körpergröße in cm minus 100) oder maximal 20 Prozent darüber?

▶ ☐ Ja: 1 Punkt ☐ Nein: 0 Punkte

Bewegung

Treiben Sie regelmäßig Gymnastik und/oder Ausdauersport?

▶ ☐ Ja: 0 Punkte ☐ Nein: 1 Punkt

Alter

Sind Sie über 40 Jahre alt?

▶ ☐ Ja: 1 Punkt ☐ Nein: 0 Punkte

Auswertung

0 – 4 Punkte

Ihr Risiko, an einer Arterienverkalkung zu erkranken, ist gering.

5 – 11 Punkte

Ihr Risiko, an Arteriosklerose zu erkranken, ist deutlich erhöht. Versuchen Sie, die Risikofaktoren wie erhöhter Blutdruck, erhöhte Blutfette, Harnsäureerhöhung, Rauchen, Streß, Übergewicht und Bewegungsarmut in den Griff zu bekommen und Ihre Lebensgewohnheiten umzustellen. Ansonsten werden Sie mit großer Wahrscheinlichkeit an einer Arterienverkalkung erkranken, die zu einem Schlaganfall, einem Herzinfarkt oder einem Beingeschwür führen kann.

12 – 20 Punkte

Ihr Risiko für eine Arterienverkalkung ist stark erhöht. Gehen Sie zu Ihrem Arzt, um mit ihm eine Strategie zu entwickeln, wie Sie die Risikofaktoren für eine Arterienverkalkung durch eigene Maßnahmen und Medikamente verringern können! Nehmen Sie dieses Testergebnis ernst!

großen Studien wurde nachgewiesen, daß ein unbehandeltes Krampfaderleiden ständig fortschreitet und zu Beschwerden wie auch Komplikationen (Thrombosen) führen kann, die für die Betroffenen lebenslange Folgen haben können. Patienten mit Krampfadern sollten deshalb ernst genommen und eine Behandlung früh begonnen werden. Nur so lassen sich Folgeschäden verhindern.

Beschwerden und Hautveränderungen

Ein Venenleiden, egal ob es durch Krampfadern oder als Folge einer Venenthrombose entstanden ist, schreitet langsam, aber unaufhörlich voran und führt zu lästigen Beschwerden und Hautveränderungen, die sich in drei Stadien einteilen lassen. Man bezeichnet diesen Verlauf als chronische Venenkrankheit oder als chronisch-venöse Insuffizienz.

Stadium I – der Anfang

Am Anfang der chronischen Venenerkrankung stehen leichte Hautveränderungen, die als kleine bläuliche Aderknäuel von 1 bis 2 mm Größe an der Innen- und Außenseite des Fußes (sogenannte Corona phlebectatica paraplantaris) sichtbar werden. Oftmals beginnen in diesem Stadium auch die ersten Anzeichen von Beinschwellungen als Folge von Gewebswasser, das aufgrund der Venenstauung nicht mehr aus dem Bein abfließen kann. Diese Schwellungen, sogenannte Ödeme, werden sichtbar, wenn sich die Strümpfe in der Haut abzeichnen, der Fuß nicht mehr in einen Schuh paßt oder der Fingerdruck am Unterschenkel eine Delle hinterläßt. Im Stadium I können auch schon die ersten Beschwerden auftreten d. h. müde oder schwere Beine, Stauungsgefühle oder Wadenkrämpfe. Bereits in diesem Stadium ist es wichtig, daß der Patient rechtzeitig den Arzt konsultiert und sich darüber hinaus einer meist lebenslangen Kompressionsbehandlung unterzieht, die schnell Besserung bringt. Manchmal finden sich auch nur kleine, klobig aufgetriebene Venen am Fuß, ohne Beschwerden oder Schwellung. Dieser Befund hat keinen Krankheitswert.

Die vorbeugenden Maßnahmen bestehen vor allem aus einer lebenslangen Kompressionsbehandlung der Beine. Sie soll entweder mit Kompressionsstrümpfen oder Binden die Beinschwellung verhindern. Diese Schwellung ist das wichtigste Zeichen für eine geschädigte Venenfunktion und häufig der erste Schritt auf dem Weg zum Unterschenkelgeschwür.

Merke

Das Stadium I der chronischen Venenkrankheit beginnt mit dem Auftreten kleiner Aderknäuel am Fuß, der sogenannten Corona. Dieses Stadium besitzt oftmals noch geringen Krankheitswert, kann aber auf ein ausgeprägteres tieferliegendes Venenleiden hinweisen. Aus diesem Grund sollte der Hausarzt oder Venenspezialist aufgesucht werden.

Stadium II – höchste Zeit für eine Behandlung

Die chronische Venenkrankheit schreitet langsam, aber unaufhaltsam fort, wenn eine adäquate Behandlung verpaßt wird. Neben der Corona und der Schwellungsneigung gesellen sich im Stadium II lästige Beschwerden und Hautveränderungen hinzu. Müde Beine mit Stauungsgefühl, geschwollene Unterschenkel, Wadenkrämpfe, aber auch Juckreiz, Druckempfindlichkeit und Ekzeme treten auf. Die Haut verhärtet sich, wird dicker. Sie „verholzt" zur sogenannten Sklerose und verfärbt sich braun, als ob zu oft ein Sonnenbad genommen worden wäre. Bisweilen treten schmerzhafte Rötungen und Schwellungen, d.h. Entzündungen auf. Diese Zeichen sind ein Warnsignal auf ein „offenes Bein".

Merke

Spätestens jetzt sollten Sie Ihren Hausarzt oder Venenspezialisten aufsuchen!

Das Stadium II der chronischen Venenkrankheit ist mit ausgeprägten Hautveränderungen und lästigen Beschwerden verbunden. Diese Zeichen deuten auf eine schwere venöse Stauung hin, die aufgrund von Krampfadern oder als Folge einer tiefen Venenthrombose aufgetreten ist. Eine ärztliche Behandlung sollte nun unbedingt begonnen werden, um ein „offenes Bein" zu verhindern. Verlieren Sie keine Zeit mehr und gehen Sie unverzüglich zu Ihrem Hausarzt oder Spezialisten.

Die Behandlung im Stadium II

Im Stadium II der chronischen Venenerkrankung basiert die adäquate Therapie auf dem Tragen eines Kompressionsverbandes oder -strumpfes, der die Stauung des venösen Blutes vermindert und somit der Haut eine Regeneration ermöglicht. Dieser Wiederherstellungsprozeß der verdickten Haut ist auch zu beobachten. Dank der Kompressionsstrümpfe bleibt das Bein schlank, die Schwellung geht zurück, die Haut wird wieder weich, und die Entzündungen lassen nach. Nur die konsequente Befolgung der Kompressionstherapie verhindert ein Fortschreiten der chronischen Venenkrankheit zum „offenen Bein". Zusätzlich gilt es, mögliche Ursachen zu beseitigen. Im Falle von Krampfadern ist eine Operation oder Verödungstherapie zu erwägen, um die venösen Verhältnisse am Bein zu normalisieren. Nur ein derartiges Verfahren bringt die Krampfadern langfristig zum Verschwinden, während der Kompressionsstrumpf oder -verband nur solange wirksam ist, wie er getragen wird. Liegt die Ursache der chronischen Venenerkrankung in einer tiefen Venenthrombose, so ist eine lebenslange Kompressionstherapie die einzige Behandlungsmöglichkeit.

Die Kompressionsbehandlung in Verbindung mit kräftigem Ausschreiten oder Marschieren ist die wichtigste Maßnahme, um dem venösen Unterschenkelgeschwür vorzubeugen. Beim Laufen wird die Muskel-Venen-Pumpe betätigt und das Blut Richtung Herzen gedrückt.

Stadium III – das „offene Bein" (Ulcus cruris)

Wurde weder im Stadium I noch im Stadium II eine adäquate Therapie begonnen, schreitet die chronisch-venöse Erkrankung unaufhaltsam fort und führt zu schwersten Hautveränderungen am Unterschenkel. Dabei kann bereits eine Bagatellverletzung wie ein Mückenstich, ein Stolpersturz oder ein Kratzer dazu führen, daß die Haut aufbricht: Das „offene Bein" (Geschwür oder Ulcus cruris) ist entstanden. Aber selbst in dieser Situation ist noch nicht alles zu spät, sondern es sollte unverzüglich mit einer angemessenen und konsequenten Behandlung begonnen werden. Auch hier gilt allerdings, daß der Patient nach Abheilung des Unterschenkelgeschwürs auf keinen Fall auf einen Verband oder den Strumpf verzichten darf, damit es nicht wieder zu einer dauerhaften Beinschwellung kommt.

Bei venöser Schwellung der Unterschenkel wird gewickelt oder ein Kompressionsstrumpf getragen.

Achtung

Die beste Behandlung eines offenen Beines ist eine rechtzeitige Vorbeugung. Sofern in einem früheren Stadium der Arzt aufgesucht und eine richtige (Kompressions-)Behandlung begonnen wird, bleiben derartige Komplikationen aus. Gehen Sie bei den ersten Anzeichen einer chronischen Venenkrankheit zu Ihrem Arzt und lassen Sie sich untersuchen!

Merke: Lieber sollten Sie viel laufen und liegen als viel sitzen und stehen.

Merke

Das letzte Stadium der chronisch-venösen Insuffizienz ist das „offene Bein", das oft als Folge von Krampfadern oder durch Klappenschäden der tiefen Venen nach einer Thrombose entsteht. Auch jetzt ist es für eine Behandlung noch immer nicht zu spät!

Die Therapie im Stadium III

Die Therapie des „offenen Beines" besteht in Verbänden, Verbänden und nochmals Verbänden, eine venöse Ursache vorausgesetzt! Lassen sich arterielle Durchblutungsstörungen und eine Blutzuckerkrankheit ausschließen, heilt jedes venöse Geschwür unter einer konsequenten Kompressionstherapie ab. Nur manchmal sind Geschwüre hartnäckig und widerspenstig und bedürfen dann spezieller Behandlungsverfahren wie Magnetfeldtherapie, Einsatz des Softlasers usw. Zusätzlich zur Kompressionsbehandlung kann der Arzt Salben, Cremes, Puder, Lösungen, Farbstoffe oder die modernen synthetischen Wundauflagen verordnen, die eine Heilung fördern. Sinn dieser Präparate ist es, das Geschwür zu reinigen und das Wachsen einer neuen Oberhaut zu fördern. Manchmal sind auch Antibiotika, Sulfonamide oder entwässernde Schmerzpräparate angezeigt.

Im Mittelpunkt der Venenbehandlung stehen Kompression und Bewegung. Dies sollte der Patient trotz aller Medikamente niemals vergessen.

Komplikationen des Venenleidens

Unter einer Venenentzündung (Phlebitis) versteht man eine kleine Blutgerinnselbildung in den oberflächlichen Venen. Sie bleibt meistens am Ort des Entstehens, schmerzt sehr, fühlt sich heiß und hart an und ist harmlos. Besonders oft finden sich Venenentzündungen in Krampfadern. Hier reicht oft nur ein kleiner Schlag oder eine längere Sitz-/Liegeperiode, um eine Entzündung in den Venen auszulösen. Diese kann prinzipiell auch in das tiefe Venensystem vordringen und hier zu weiteren Thrombosen führen.

Merke

Eine Venenentzündung entsteht in den oberflächlichen Venen und Krampfadern. Sie ist meist harmlos, kann sich in Einzelfällen aber in das tiefe Venensystem ausweiten. Aus diesem Grund sollte bei einer Venenentzündung immer ein Arzt konsultiert werden.

Venenentzündung – schmerzhaft und selten gefährlich

Unter Venenentzündungen leiden Krampfaderpatienten besonders häufig, wenn sie bettlägrig geworden sind. Bei ihnen ist der Blutstrom verlangsamt. Auch während einer Schwangerschaft können Venenentzündungen auftreten.

Die Behandlung der Venenentzündung besteht je nach Ausmaß in lokalen Maßnahmen wie Salben, aber auch ein Verband oder eine Blutverdünnung können im Einzelfall helfen. Daneben empfehlen sich Quarkwickel, die Enzym- und Magnetfeldtherapie. In seltenen Fällen lohnt es sich auch, einen kleinen Schnitt im Bereich der schmerzhaften Stelle zu machen und den sogenannten Blutgerinnselanteil herauszupressen. Die Haut kann zuvor mit einem Eisspray betäubt werden.

Starre Haltungen, die länger Zeit beibehalten werden, wie z. B. beim Autofahren ohne Pause, bei warmem Wetter oder längeren Flugreisen, stellen einen Risikofaktor für Thrombosen dar. Häufig brechen die Thrombosen dann während des ersten Urlaubstages aus.

So entsteht ein Blut-
gerinnsel: Erste Ge-
rinnsel bilden sich
hinter den Venenklap-
pen (1) und dehnen
sich weiter aus (2).
Schließlich ist der
ganze Venenabschnitt
verstopft (3).

Die Thrombose –
gefährlich und oftmals mit lebenslangen Folgen

Bei einer tiefen Venenthrombose kommt es zu Verklumpungen, d.h. einer Blutgerinnselbildung, in den tiefen Venen des Beines zwischen Muskeln und Knochen. Das Blut kann nicht mehr abfließen, es staut sich, und das Bein schwillt an. Im akuten Stadium besteht die Gefahr, daß das Gerinnsel zu wandern beginnt und in die Lunge gelangt – mit einer Lungenembolie als Folge. Jedes Jahr versterben viele Menschen an Lungenembolien, oftmals als Folge einer tiefen Venenthrombose.

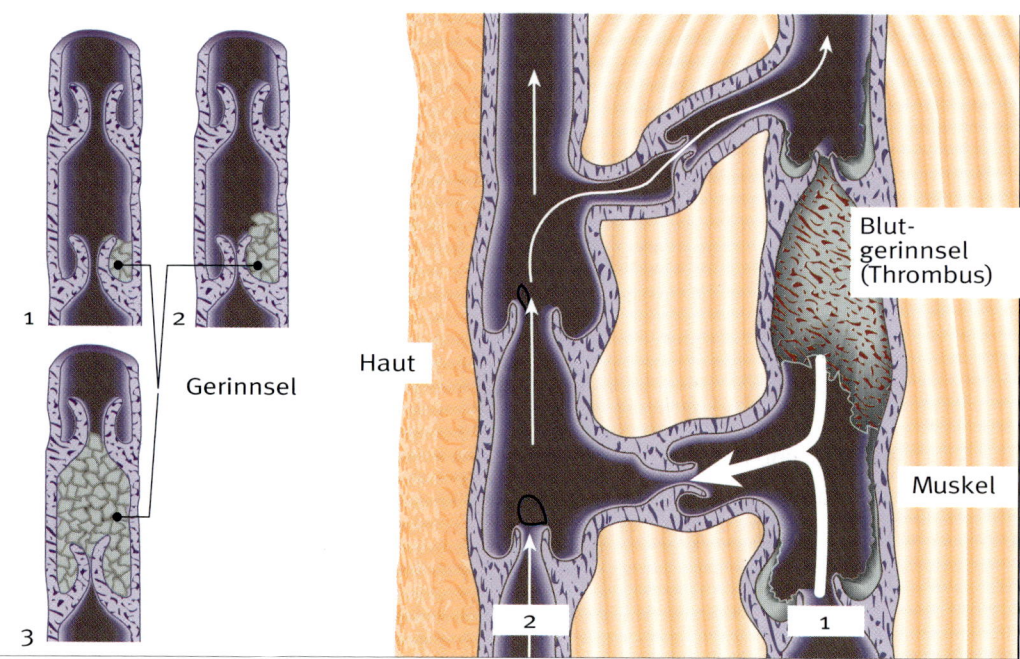

1   2

Gerinnsel

Haut

Blut-
gerinnsel
(Thrombus)

Muskel

3

2   1

Die tiefe Wadenmus-
kelvene (1) ist durch
ein Gerinnsel
blockiert. Das Blut
fließt anders ab (2).

Ist das akute Stadium überwunden, hängt es für das weitere Schicksal des Beines ganz entschieden davon ab, inwieweit die Venenklappen geschädigt worden sind. Bei einer Schließunfähigkeit dieser Ventile kommt es zur venösen Stauung – die chronische Venenerkrankung nimmt ihren Lauf.

Eine tiefe Venenthrombose besteht aus einem Blutgerinnsel im Bereich der tiefen Leitvenen. Neben der akuten Gefahr einer Lungenembolie sind oftmals lebenslange Klappenschäden die Folge. Sie führen zur chronischen Venenkrankheit. Bei Verdacht auf eine tiefe Venenthrombose sollte unverzüglich ein Arzt konsultiert werden. Die Behandlung der tiefen Venenthrombose besteht aus festen Verbänden und einer medikamentösen Blutverdünnung mit Heparin oder Marcumar. Diese Therapie kann ambulant, d.h. zu Hause, aber auch im Krankenhaus durchgeführt werden.

Der Patient verspürt beim Auftreten heftige Schmerzen im Bein.

Das „offene Bein" – Geschwüre als Folge von Durchblutungsstörungen

Offene Beine, d.h. Geschwürbildungen an den Unterschenkeln, sind ein Sonderfall von Durchblutungsstörungen. Aufgrund von lokalen Störungen der Sauerstoffversorgung kommt es zu einem Untergang von Hautgewebe, das „offene Bein" entsteht. Die Ursachen einer Geschwürbildung am Bein sind mannigfaltig: Am häufigsten führen venöse Stauungen – sei es durch Krampfaderbildungen oder durch Klappenschäden z.B. nach tiefen Beinvenenthrombosen – zu einem Ulkus. Daneben können auch arterielle Durchblutungsstörungen ein Geschwür verursachen. Kompliziert wird es dann, wenn auch noch eine Blutzuckerkrankheit beim Patienten hinzu kommt. Dieser Diabetes mellitus führt mit seinen ständig erhöhten Blutzuckerwerten dazu, daß die feinsten Kapillargefäße des Körpers. vor allem im Bereich der Beine, schwerstens geschädigt werden. Die Wände dieser Kapillaren verdicken sich und lassen keinen richtigen Austausch mehr zu. Das umliegende Gewebe bekommt nicht mehr ausreichend Sauerstoff, den es zum Leben benötigt. Normalerweise verfügt der Körper in solchen Fäl-

Besteht zusätzlich zur Thrombose auch eine Minderung des arteriellen Bluteinstroms, ist eine kräftige Kompressionsbehandlung durch Binden oder Strümpfe notwendig.

len über Ausgleichsmechanismen; beispielsweise können benachbarte Blutgefäße die Aufgaben mit übernehmen und den Blutfluß aufrechterhalten. Dafür ist allerdings eine nervöse Steuerung notwendig. Leidet der Patient schon länger an Diabetes, sind diese Nerven ebenfalls schwer geschädigt; sie können die Reparaturfunktion dann nicht mehr übernehmen. Die Folge ist ein „offenes Bein", das nur sehr schwer abheilt.

Ist es erst einmal zu einem offenen Bein gekommen, sollte vor einer Behandlung unbedingt die Ursache festgestellt werden: Ist eine venöse Stauung, eine arterielle Durchblutungsstörung oder/und ein Diabetes Ursache für das Geschwür? Erst wenn man die genaue Ursache kennt, kann der Ulkus wirkungsvoll behandelt und eine Abheilung erzielt werden.

Behandlung mit dem Kompressionsverband

Ist für das Geschwür eine venöse Stauung verantwortlich, so muß ganz konsequent mit einer Verbandsbehandlung begonnen werden. Der Patient sollte diesen Verband unbedingt tragen, auch wenn er Einwände hat. Durch diese Behandlung wird die venöse Stauung in ein bis zwei Tagen aufgelöst und der Patient wird schmerzfrei sein. Begeistert kann er dann miterleben, wie schnell das Geschwür abheilt. Wir haben in unserer Praxis immer wieder Patienten gehabt, die jahrelang unter offenen Beine venöser Ursache gelitten haben. Sie konnten innerhalb weniger Wochen eine deutliche Besserung der Geschwüre erfahren – und dies lediglich durch den sinnvollen Einsatz von Kompressionsverbänden! Eine Voraussetzung dafür ist allerdings, daß die Verbände auch wirklich getragen und neu angelegt werden.

Tip für die Sauna: Nicht ganz oben sitzen und die Beine nicht locker hängen lassen.

Bypassoperation

Ist für das Beingeschwür eine Mangeldurchblutung verantwortlich, also eine Unterversorgung mit Sauerstoff infolge einer Arterienverkalkung, dann muß diese selbstverständlich schnellstmöglichst beseitigt werden. Die percutane transluminale Angioplastie oder in Einzelfällen auch die Bypassoperation wird hier ebenfalls rasch zu einer Abheilung des offenen Beines führen können.

Einstellung des Blutzuckers

Ist ein Diabetes die Ursache für das offene Geschwür, so muß dieser optimal eingestellt werden: die Blutzuckerwerte müssen sich im normalen Bereich befinden. Ferner ist es wichtig, eventuelle venöse oder arterielle Ursachen mitzubehandeln.

Naturheilverfahren

Neben diesen schulmedizinischen Ansätzen sind bei offenen Beinen zusätzliche Maßnahmen aus dem Bereich der Naturheilverfahren besonders wirkungsvoll: Vor allem die Magnetfeldtherapie und der Softlaser führen im Bereich der chronischen Wunde, d.h. der Geschwürbildung, zu einer besseren Versorgung der Zellen, wodurch die Abheilung beschleunigt wird. Eine optimale Sauer-

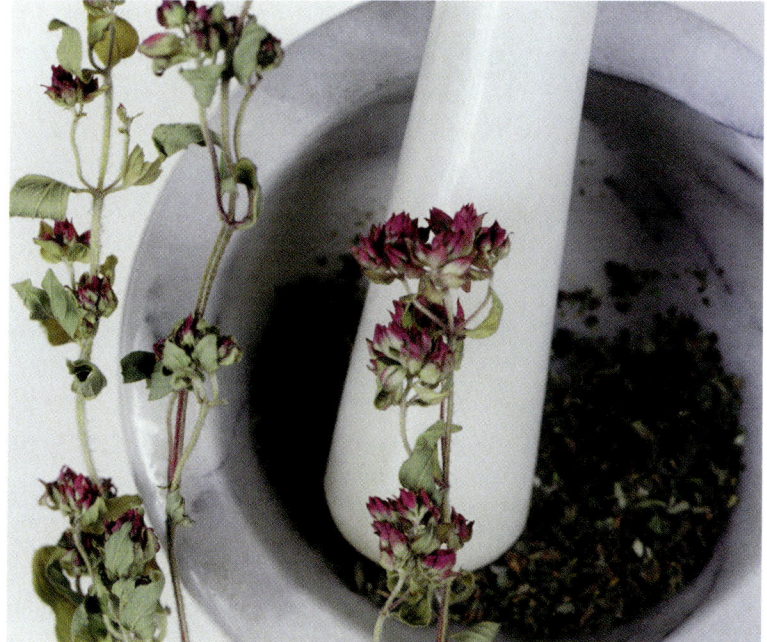

Bei offenen Beinen können zusätzliche Maßnahmen aus dem Bereich der Naturheilverfahren hilfreich sein.

stoffversorgung (Atemtherapie, Zufuhr von Sauerstoff und Ozon) verbessert ebenfalls die Regeneration, und das Bein kann schneller heilen. Enzymtherapie, Akupressur, Homöopathie und Phytotherapie (Pflanzenheilkunde) können ebenfalls dazu beitragen, daß sich das Geschwür bessert (siehe Seiten 77–89).

Vor allem beim offenen Bein gilt: Gehen Sie unbedingt zum Arzt und lassen Sie feststellen, welche Ursachen der Geschwürbildung zugrunde liegen. Nur die rasche Diagnose und die sofortige Behandlung führen – neben den zusätzlichen naturheilkundlichen Verfahren – zu einer raschen Besserung.

> Alkohol erweitert die Venen und verlangsamt dadurch die Blutströmung.

Durchblutungsstörungen – Kliniken, die weiterhelfen

Führende Kliniken in Deutschland, die Venererkrankungen behandeln, sollten über höchsten medizinischen Standard in Diagnostik und Therapie verfügen. Wichtige Kriterien hierbei sind eine risikolose, schmerzfreie Untersuchung, eine umfassende, zielgenaue Diagnose, kleinstmögliche chirurgische Eingriffe unter örtlicher Betäubung (keine Vollnarkose), sogenannte schnittfreie Operationstechnik (Miniphlebektomie), Lasertherapie sowie eine gezielte Therapiebetreuung. Diese Kriterien erfüllt beispielsweise die international renommierte Mosel-Eifel-Klinik in Bad Bertrich (Rheinland-Pfalz), weithin als „die" Venenklinik bekannt.

Das Konzept dieser Klinik gilt international als vorbildlich: Die Voruntersuchung der Venen und Arterien, ambulant durchgeführt, ist vollkommen risikolos und schmerzfrei. Zum Einsatz kommen hochspezialisierte Diagnoseverfahren auf Ultraschallbasis, computergesteuerte Venenstrommessungen, elektronische Untersuchung des Hauptvenenflusses und Venendruckmessungen. Auf die als risikoreich bekannte Phlebographie (Röntgen mit in die Venen eingespritzten Kontrastmitteln) kann fast immer verzichtet werden.

Alle Venenoperationen sind heute unter örtlicher Betäubung durchzuführen, auf Vollnarkose und Rückenmarksnarkose kann verzichtet werden. Zu den modernen Therapieverfahren in der Eifel gehören die kombinierte Anwendung der Crossektomie- und Strippingverfahren mit der minichirurgischen Phlebektomie (schnittfreie Operationstechnik), dem Kryoverfahren (Kältetechnik) und der Nachsklerosierung. Die konservativen Maßnahmen umfassen Kompressionsbehandlung mit speziellen Verbandstechniken, manuelle oder maschinelle Lymphdrainage, Laser- oder Verödungstherapie sowie naturheilkundliche Therapien, Venengymnastik und Venen-Walking-Programm. Die Mosel-Eifel-Klinik ist Vertragshaus der Krankenkassen und beihilfefähig.

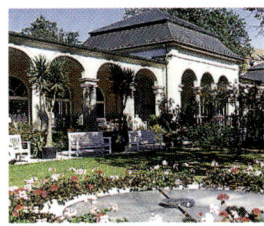

Edelgas Radon – ein anregendes Element in Bad Steben

Radon ist ein weltweit natürlich vorkommendes, radioaktives Edelgas, das zu den wirksamsten Heilmitteln der Bäderheilkunde zählt. Mit seiner Tempelquelle gehört Bad Steben zu den ganz wenigen Radon-Heilbädern in Europa. Der milde Strahlungseffekt des Radons wirkt anregend auf die Zelltätigkeit, stimuliert das Immunsystem und reaktiviert die körpereigenen Selbstheilungskräfte. Bad Steben, seit 1832 Bayerisches Staatsbad, zählt zu den allerersten Adressen bei der Therapie von Durchblutungsstörungen, aber auch von Arthrosen, Gicht, Weichteilrheumatismus und chronischer Polyarthritis.

Im malerischen Naturpark Frankenwald liegt das traditionsreiche Bayerische Staatsbad Bad Steben.

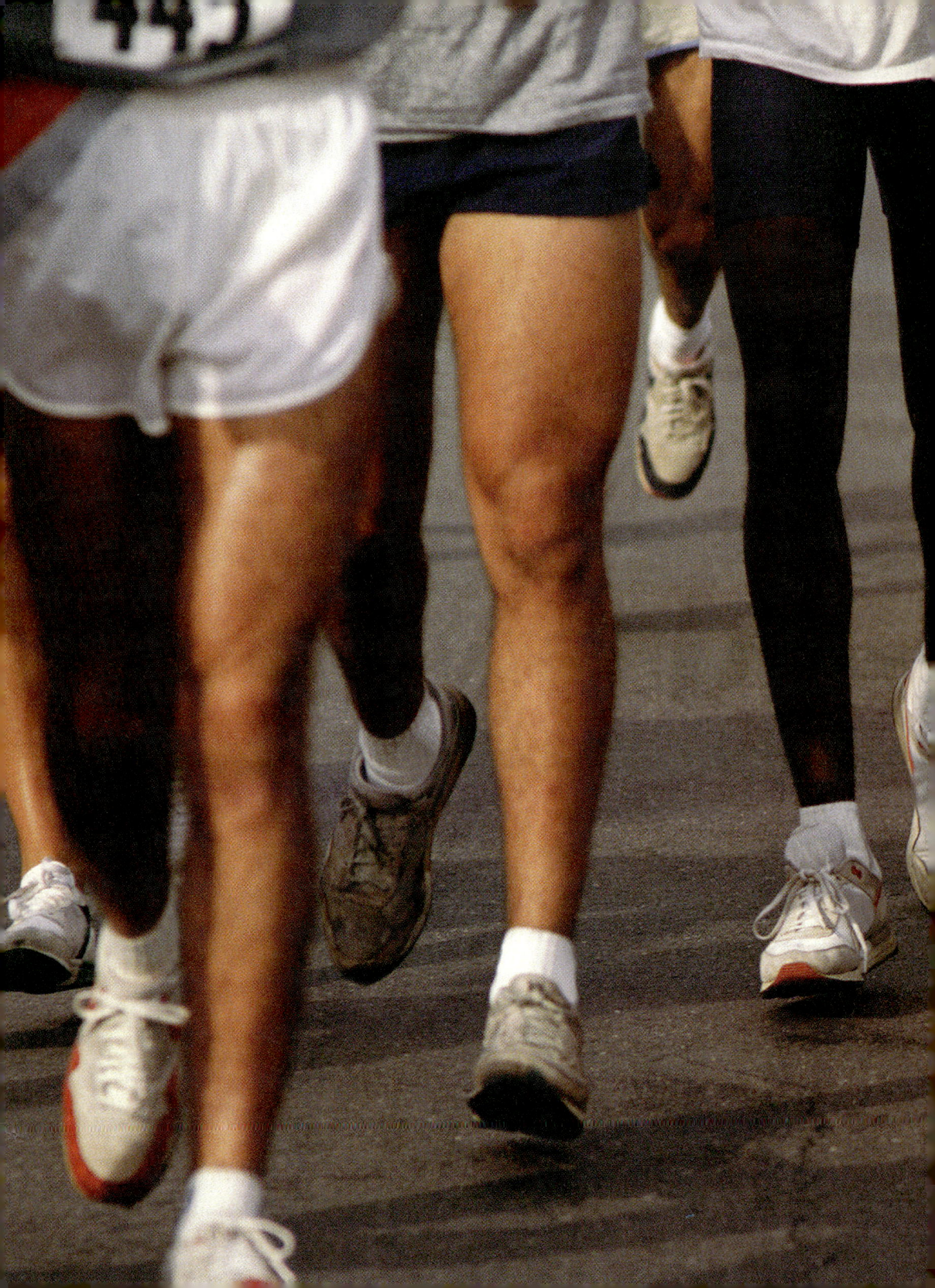

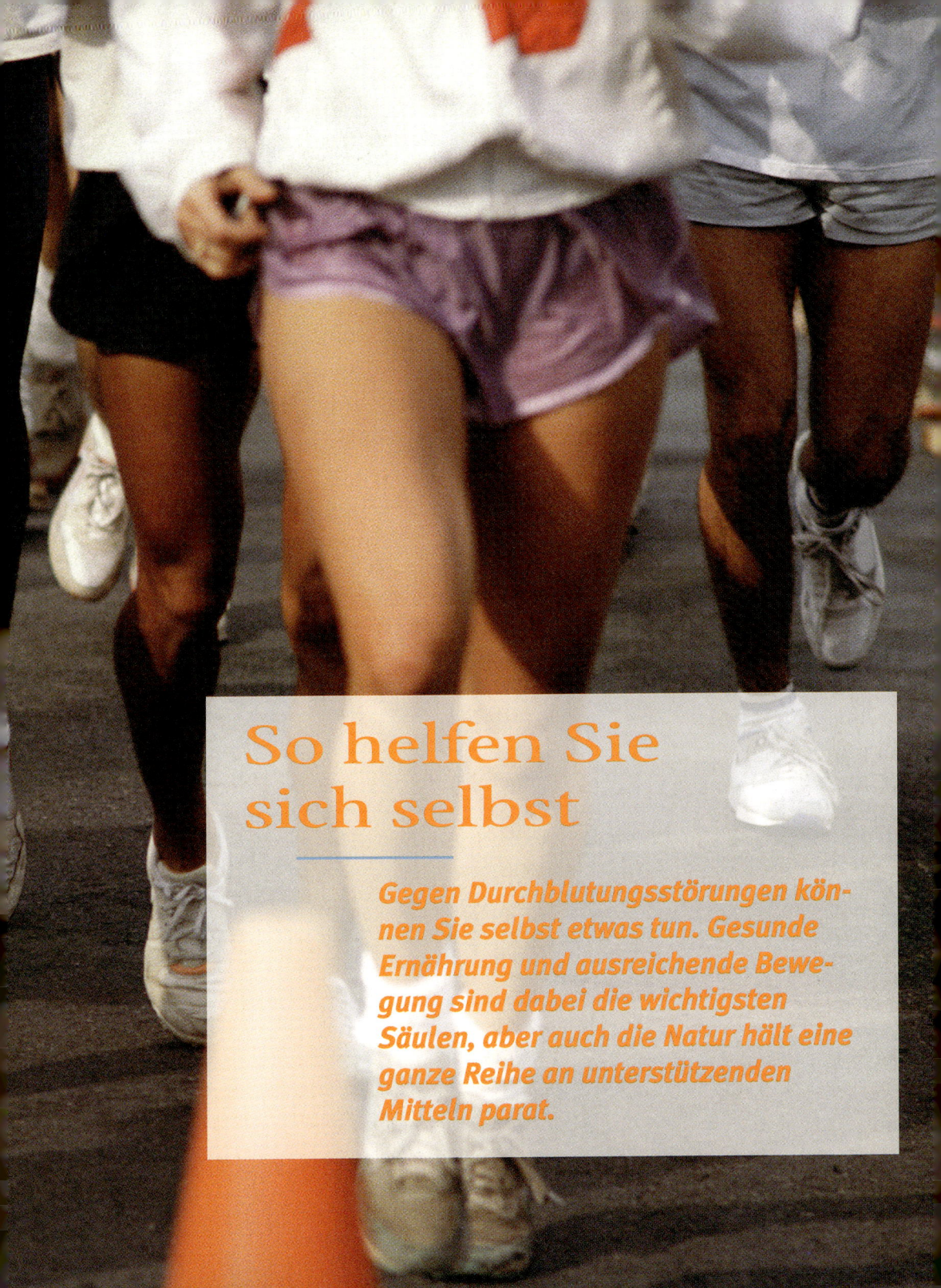

So helfen Sie
sich selbst

Gegen Durchblutungsstörungen können Sie selbst etwas tun. Gesunde Ernährung und ausreichende Bewegung sind dabei die wichtigsten Säulen, aber auch die Natur hält eine ganze Reihe an unterstützenden Mitteln parat.

Keine Chance für Durchblutungsstörungen

Arterielle und venöse Durchblutungsstörungen gehören zu den häufigsten Erkrankungen der westlichen Industrieländer. Viele Gründe wie erhöter Blutdruck, erhöhte Blutfettwerte, Rauchen, Diabetes, Übergewicht, zuwenig Bewegung und erhöhtes Alter kommen als Ursache in Frage. Gegen viele dieser Risikofaktoren können Sie aber selbst etwas tun, indem Sie z. B. beim Essen andere Schwerpunkte setzen, sich gezielt mehr bewegen oder die Naturheilkunde zu Hilfe nehmen.

Frauen sind aufgrund der Östrogene weniger gefährdet als Männer.

Die richtige Ernährung macht die Beine fit

Die tägliche Ernährung beeinflußt die Entstehung von arteriellen und venösen Durchblutungsstörungen ganz entscheidend. Falsche Ernährung führt zu Übergewicht (Adipositas), Verstopfung (Obstipation), erhöhtem Spiegel von Blutfetten (Cholesterin), Harnsäure (Gicht) und Blutzucker (Diabetes mellitus) sowie zu erhöhtem Blutdruck (Hypertonie). Oftmals findet sich gleichzeitig ein Mangel an wichtigen Vitaminen und Spurenelementen, die die Gefäße benötigen, um elastisch, geschmeidig und gesund zu bleiben.

Sie können auf die genannten Risikofaktoren durch Ihren Lebensstil und durch angepaßte Verhaltensweisen einwirken. Auf keinen Fall sollten Sie resignieren.

Erhöhtes Cholesterin, erhöhter Blutzucker, erhöhte Harnsäure und erhöhter Blutdruck sind die Hauptfaktoren, die für die Ausbildung einer Arteriosklerose im Bereich der Beine, des Herzens und des Gehirns verantwortlich sind. Übergewicht und Verstopfung hingegen drücken auf die großen Venen im Becken- und Bauchraum und behindern so den Abfluß des Blutes aus den Beinen. Die Bildung von Krampfadern ist dann nur noch eine Frage der Zeit.

Diese Zusammenhänge zeigen auf, wie wichtig eine gesunde Ernährung ist, um die Venen und Arterien fit und geschmeidig zu erhalten und Durchblutungsstörungen zu verhindern. Ziel der Ernährung muß es sein, Übergewicht zu vermeiden, d.h. Normalgewicht zu halten und den Körper mit den notwendigen Vitaminen und Mineralien zu versorgen, die er zur optimalen Versorgung seiner venösen und arteriellen Gefäße benötigt.

Die Rolle des Körpergewichtes

Das Körpergewicht ist für die Gesundheit ganz entscheidend. Es gibt allerdings kein für alle Menschen gleichermaßen gültiges „Normgewicht", denn jeder Mensch hat sein individuelles Wohlfühlgewicht. Um dies genau zu ermitteln, gehen Faktoren wie Körpergröße, Körperbau, körperliche (sportliche) Aktivität, Alter und Geschlecht mit in die Berechnung ein. Dieses Wohlfühlgewicht ist ideal, wenn es im Bereich des Normalgewichtes liegt. Wieviel Sie aber genau wiegen sollten, läßt sich nicht sagen. Die Altformel zur Berechnung des Normalgewichts:

Körpergröße in cm minus 100 hat ausgedient und wurde durch den Body-Mass-Index (BMI siehe Seite 27) ersetzt. Dieser bezieht das Gewicht auf die Körpergröße im Quadrat.

Gewichtsprobleme können verschiedenste Ursachen haben, doch sind vor allem falsche Eßgewohnheiten schuld am Übergewicht. Zwar ist der Energiebedarf eines Menschen individuell sehr verschieden, wer aber mehr Nahrungsenergie aufnimmt als er durch körperliche Tätigkeiten und Stoffwechselvorgänge verbraucht, speichert diese Energie in seinem Körper in Form von Fett ab. Beginnen Sie noch heute, Ihre Ernährung umzustellen. Genießen Sie und vermeiden Sie überflüssige Kalorien. Nur die konsequente und dauerhafte Veränderung Ihrer Eßgewohnheiten sichert Ihnen Ihr Wunschgewicht und gesunde Gefäße ein Leben lang.

Heute hat der BMI oder Körpermassenindex die alte Formel vom Idealgewicht verdrängt. Geblieben aber ist: Wer zuviel wiegt, sollte mit Hilfe einer Ernährungsberaterin oder seines Arztes sein Übergewicht stetig und dauerhaft abbauen.

Was Sie essen sollten

Eine ausgewogene gesunde Ernährung sollte aus drei Mischkostmahlzeiten pro Tag bestehen, ohne daß zwischendurch gegessen wird. Die Gesamtkalorienzahl, die pro Tag nicht überschritten werden sollte, läßt sich leicht durch den Hausarzt, in der Apotheke

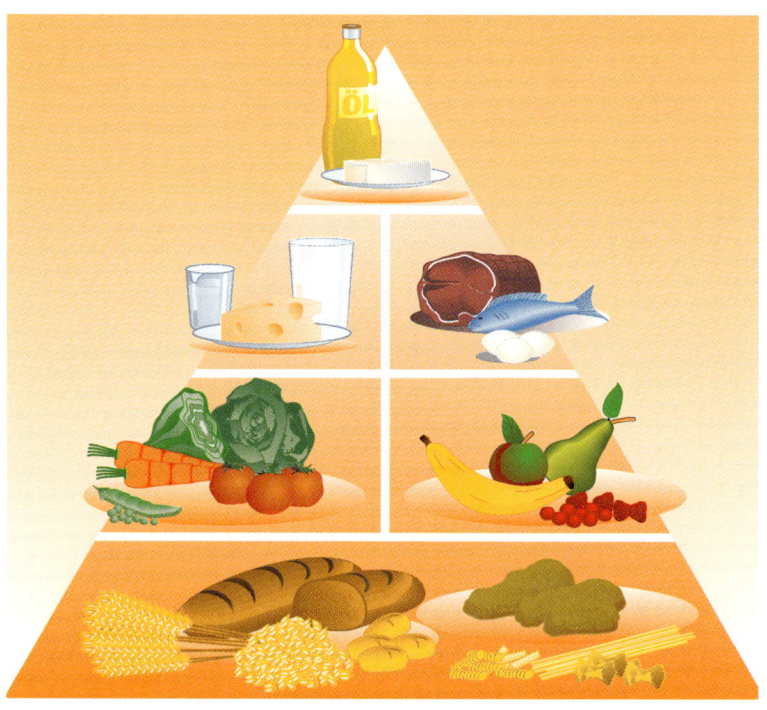

*Die Nahrungsmittelpyramide:
Mit Öl, Fetten, Süßigkeiten sollten Sie sparsam umgehen.*

Eher auf Qualität als auf Quantität sollten Sie bei Milch, Milchprodukten, Käse und Eiern, Geflügel, Fisch und Fleisch achten.

Nach Herzenslust dürfen Sie Gemüse, Hülsenfrüchte und Obst essen.

Zum Sattessen gibt es Brot, Kartoffeln, Getreide und Nudeln.

Mittelmeerkost mit Gemüse, Fisch, Pasta, Salat, Olivenöl und Obst (Diabetiker aufgepaßt!) ist bestens geeignet.

oder im Fitneßclub anhand einfacher Messung berechnen. Die ideale Mahlzeit besteht aus Mischkost, d.h., sie setzt sich aus Kohlenhydraten, Fetten und Eiweiß zusammen. Hauptbestandteil jeder Mahlzeit sollten Kohlenhydrate sein, die auch als „Benzin" des menschlichen Körpers bezeichnet werden. Sie sollten 60 Prozent einer Mahlzeit ausmachen und können aus Kartoffeln, Mais, Getreide, Reis, Teigwaren, Gemüse, Obst etc. bestehen. Bevorzugen Sie Vollkornprodukte, Gemüse und Obst; sie versorgen den Körper mit Vitaminen und Ballaststoffen und fördern eine ausreichende Darmtätigkeit. Milch und Milchprodukte liefern erstklassiges Eiweiß sowie Kalzium und Magnesium. Bei Fleisch und Geflügel sollten Sie auf Spitzenqualität achten, auf kleine Portionen umsteigen und, wann immmer möglich, Seefisch essen.

Schränken Sie tierische Fette drastisch ein, denn sie enthalten einen hohen Anteil gesättigter Fettsäuren; verwenden Sie besser hochwertige Pflanzenöle (Distel-, Oliven- oder Sonnenblumenöl). Diese enthalten wichtige, ungesättigte Fettsäuren. Der Fettanteil an der täglichen Ernährung sollte 20 Prozent ebenfalls nicht überschreiten, versteckte Fette einbezogen.

Merke

Eine Mischkostmahlzeit sollte so zusammengesetzt sein: Kohlenhydrate zum Sattessen, Eiweiß zum Genießen und Fett sehr sparsam zum Verfeinern!

Natürliche Appetitzügler – Abnehmen ohne Hunger

Nutzen Sie die sättigende Wirkung natürlicher Appetitzügler: Sie sind gesund, schmecken gut und trixen den Hunger aus, indem sie dem Gehirn schon nach ein paar Bissen ein Sättigungsgefühl vermitteln. Artischocken, Sauerkraut und Tomaten zählen zu den Gemüsen, die am besten sättigen. Bananen, Himbeeren wie auch anderen Beeren und Zitronen ist bei den Obstsorten der Vorrang zu geben. Popcorn, Reis und Vollkornbrot gehören zu den besten Kohlenhydratlieferanten, die gleichzeitig gut und rasch sättigen. Matetee ergänzt die Liste der natürlichen Appetitzügler, der in unbegrenzten Mengen getrunken werden darf. Grundsätzlich gilt: Achten Sie auf die Zufuhr von genügend Flüssigkeit pro Tag! 1,5 bis 2 Liter/Tag energiefreie oder möglichst energiearme Getränke – am besten Mineralwasser – sind ideal und füllen den Magen, womit das Hungergefühl in Grenzen gehalten wird.

Vor allem ältere Menschen trinken oft viel zu wenig, weil das natürliche Durstgefühl nachläßt. Daher gilt: Trinken Sie genügend! 1,5 bis 2 Liter energiefreie Flüssigkeit pro Tag dürfen es schon sein. Ideal sind natriumarme Mineralwässer.

Essen mit Köpfchen – den Beinen zuliebe

Bestimmte Lebensmittel sind speziell bei Durchblutungsstörungen zu empfehlen, weil sie eine günstige Wirkung auf den Kreislauf und die Gefäße ausüben. Zwiebeln und Knoblauch enthalten Allecin, einen wichtigen Stoff, der Arteriosklerose und Thrombosen vorbeugt. Avocado, Sellerie und Tomaten sind besonders reich an

Kalium, das für normale Kreislaufverhältnisse wichtig ist. Gerste, Weizen, Reis, Mais, dunkelgrünes Gemüse und Quellwasser beinhalten große Mengen an Magnesium, das Herz und Gefäße vor Überlastung schützt. Kieselerde (Silicea) stärkt das Bindegewebe. Sie findet sich besonders in Hirse und sollte bei Bindegewebeschwäche bevorzugt verzehrt werden.

Merke

Die richtige Ernährung mit Verstand garantiert Ihnen nicht nur langfristig das Wunsch- und Normalgewicht, sondern schützt auch vor Arteriosklerose und Venenschwäche.

Schon nach den ersten Wochen zeigt sich der Erfolg einer Bewegungstherapie.

Bewegung – das beste Mittel gegen Arterienverkalkung und Krampfadern

Bewegungsarmut, wie sie in unserer heutigen Zeit vorherrscht, schwächt die Wadenmuskelpumpe und ist ein Hauptgrund für die Entstehung und Verschlechterung einer Durchblutungsstörung, sei sie arteriell oder venös. Aus diesem Grund ist ein regelmäßiges Training der Muskelvenenpumpen ganz besonders wichtig, um der Entstehung einer Durchblutungsstörung entgegenzuwirken oder bei einem schon vorhandenen Gefäßleiden die Beschwerden zu verbessern.

Wenn Sie spazierengehen und das langsame Laufen bis zum Joggen oder Walken steigern, dann sollte der Puls in den ersten Wochen des Übens nicht über 110 Schläge pro Minute ansteigen.

Empfohlene Sportarten für die Beine

Es spielt prinzipiell keine Rolle, für welche Sportart Sie sich entscheiden; Hauptsache, Sie bewegen sich mehr als bisher! Wählen Sie eine Bewegungsart, die Ihnen Spaß macht. Schon ein Spaziergang oder eine Wanderung stärken die Gefäße Ihrer Beine. Die besten Bewegungsarten für Ihre Beine sind solche, die Ihre Beinmuskeln trainieren, ohne die Gelenke zu belasten; außerdem sollten sie nicht mit einem erhöhten Verletzungsrisiko verbunden sein. Schwimmen, Radfahren, Spazierengehen, Wandern, Walken und andere Laufsportarten, aber auch Skilanglauf, (Mini-) Golf und Tanzen gehören zu den empfehlenswerten Sportarten für die Beine.

Sportarten, die ein erhöhtes Verletzungsrisiko und somit die Gefahr für Durchblutungsstörungen aufweisen, sind zwar nicht vollständig verboten, sollten bei der Wahl der richtigen Bewegung aber eher an zweiter Stelle stehen. Hierzu zählen Ballsportarten wie Fuß-, Hand-, Basketball, Kampfsportarten wie Judo oder Karate, Ski- und Snowboardfahren, Skating oder Rollschuhlaufen, Tennis, Squash und viele andere.

Trotzdem gilt: Lieber eine nicht optimale Sportart regelmäßig betreiben, als sich gar nicht bewegen! Sie werden rasch merken, wie gut die Bewegung Ihren Beinen tut: Stauungen und Schwellungen lassen nach, Müdigkeit und Schweregefühl bessern sich nachhaltig; darüber hinaus tut Bewegung auch der Psyche gut.

> *Vermeiden Sie starke Wärmeeinwirkungen wie z. B. Rotlichtbestrahlung oder Tropenurlaube.*

Walking – der ideale Gefäßsport für jedes Alter

Walking kommt aus den USA , wo es zum Breitensport Nr. 1 avanciert ist. Es beschreibt im Grunde nichts anderes als ein flottes Gehen, den sogenannten „strammen Gang". Im Gegensatz zu schnellen Laufsportarten wie Joggen werden beim Walken die großen Gelenke wie auch das Herz-Kreislauf-System geschont, aber trotzdem trainiert. Auch ist es von Menschen jeder Altersgruppe durchführbar.

Die Technik: Achten Sie darauf, den Fuß betont abzurollen, indem Sie Druck auf die Sohlen ausüben. Der Fuß setzt mit der Ferse auf, rollt über den äußeren Sohlenrand und schließlich über den Vorderfuß ab.

> *Ähnlich wichtig wie die körperlichen Effekte sind die psychischen Wirkungen der Bewegung: Selbstvertrauen und Lebensfreude nehmen zu und Ängste werden abgebaut.*

Der Gang ist aufrecht mit entspannten Schultern, die Arme sind angewinkelt. Sie schwingen im Takt des Gehtempos, sind aber entspannt. Das Gehtempo bestimmen Sie selbst. Für den Anfang sollten 20 bis 25 Schritte pro 15 Sekunden erreicht werden. Sobald ein gewisser Trainingseffekt erreicht ist, sollte der Sport möglichst 30 bis 40 Minuten täglich mit einer Geschwindigkeit durchgeführt werden, die den Puls zwar erhöht, den Grenzwert von 180 minus Lebensalter aber nicht überschreitet. Unter diesen Voraussetzungen werden nicht nur die Beine optimal trainiert, sondern es wird auch der Fettstoffwechsel angeregt – man baut Fett ab. Regelmäßiges Walken vorausgesetzt, kann allein mit dieser Sportart das Traumgewicht erreicht und die Idealfigur gebildet werden! Beginnen Sie noch heute! Sie benötigen lediglich einen weichen gedämpften Sportschuh. Ein Tip für den, der den Einstieg alleine nicht schafft: In jeder Stadt (weltweit) gibt es heute Lauftreffs, wo man sich mit Gleichgesinnten treffen kann.

Achten Sie darauf, jeden Gedanken an Leistungs- und Wettkampfsport sofort zu verbannen. Nehmen Sie es heiter und locker, seien Sie nicht verbissen und lassen Sie sich durch erfahrene Sportärzte oder Sportlehrer beraten.

Venengymnastik – täglich 10 Minuten Ihren Venen zuliebe

Venengymnastik besteht aus wenigen, aber effektiven Übungen, die die Venen kräftigen und Stauungen vorbeugen. Sie wurden von Prof. Brunner, Chefarzt der Abteilung für Gefäßchirurgie des Universitätsspitals Zürich, so zusammengestellt, daß sie von jedermann unabhängig vom Alter durchgeführt werden können. Die Übungen sollten regelmäßig einmal pro Tag absolviert werden, wobei die Abendstunden bevorzugte Trainingszeiten sind, da sich hier die Stauungen schon einge- stellt haben.

Legen Sie sich für die Übungen in ein Bett mit hochgestelltem Fußende. Alternativ hierzu können Sie sich auf den Boden Ihrer Wohnung legen und Ihre Beine auf einem Gymnastikball lagern. In der Ausgangs-

Dies ist die Ausgangsstellung für die Zehenübungen. Ein kleines Kissen unter dem Kopf entlastet Ihre Wirbelsäule.

stellung sind die Beine gestreckt (oder liegen gebeugt auf einem Gymnastikball oder dem erhöhten Bettfußende), die Arme ruhen neben dem Körper, die Handfläche auf der Unterlage. Zur Entlastung der Wirbelsäule können Sie noch ein kleines Kissen unter den Kopf legen. Denken Sie nach jeder Übung an eine kurze Verschnaufpause.

Alle Übungen kräftigen die Venen und beugen Stauungen vor.

Übung 1: Zehenbeugen und -strecken
Aus der Ausgangsposition werden die Zehen beider Füße gleichzeitig zuerst gestreckt und dann gebeugt gekrallt (30 Sekunden lang).

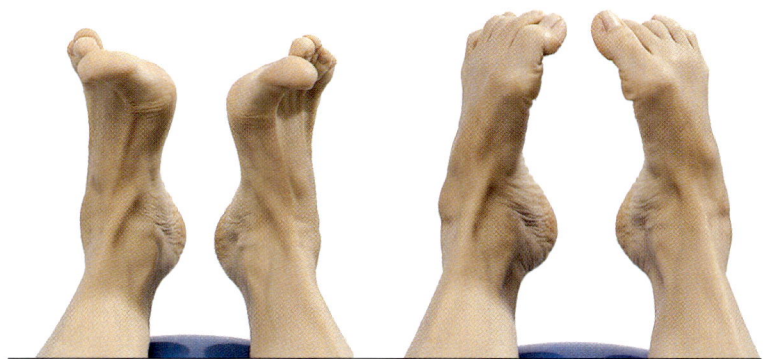

Die Zehen zuerst strecken und dann gebeugt krallen.

Übung 2: Füße kreisen
Aus der Ausgangslage werden die Füße gleichzeitig im Kreis gedreht – eine Minute nach außen, dann nach innen.

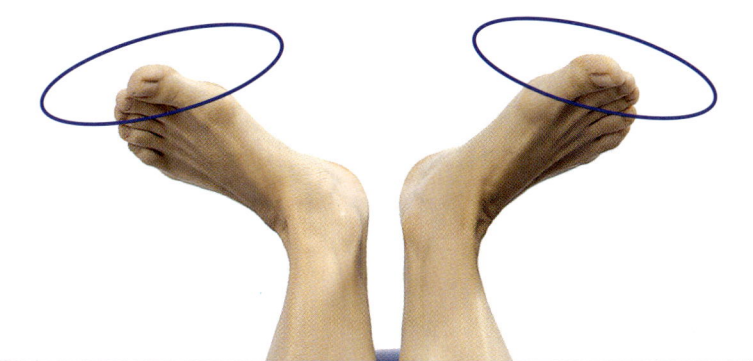

Drehen Sie die Füße im Kreis, je eine Minute nach außen und dann nach innen.

Übung 3: *Füße beugen und strecken*

Bleiben Sie in Ihrer bequemen Ausgangsstellung liegen und strecken und beugen Sie nun Ihre Füße im Sprunggelenk abwechselnd je eine Minute lang.

Aus der Ausgangslage werden die Füße im Sprunggelenk gebeugt und gestreckt, je eine Minute lang.

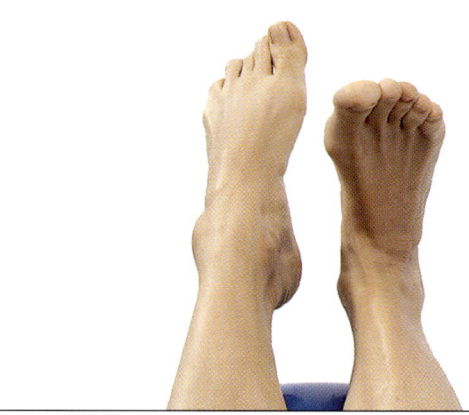

Übung 4: Gelenkpumpe

Durch diese Übung kann das gestaute Blut zum Herzen zurückfließen; zudem betätigen Sie die Venen-Pumpe.

Stellen Sie sich gerade hin und schütteln Sie Ihre Beine aus. Legen Sie sich nun in eine ganz flache Position. Ziehen Sie das Knie zum Kinn hoch, soweit Sie können (A). Strecken Sie es dann zur Decke (B) und senken Sie das gestreckte Bein nun auf die Unterlage zurück. Wechseln Sie das Bein und beginnen Sie von neuem. Wiederholen Sie die Übung 15- bis 20mal.

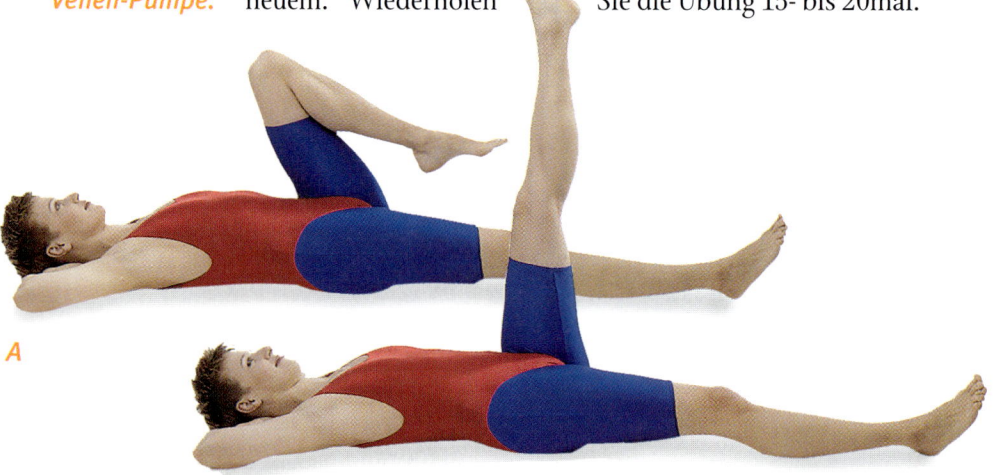

A

B

Übung 5: Beinmuskelkräftigung

Aus der Ausgangsposition wird in flacher Lage ein Kissen zwischen die Beine oder Füße geklemmt. Pressen Sie es langsam zusammen (3 Sekunden) und halten Sie die Spannung für weitere 5 Sekunden. Entspannen Sie danach die Beine. Nach kurzer Ruhepause beginnen Sie von neuem. Wiederholen Sie die Übung 6- bis 10mal.

Verschränken Sie die Arme hinter dem Kopf und pressen Sie das Kissen langsam zusammen. Diese Übung kräftigt Ihre Beinmuskeln.

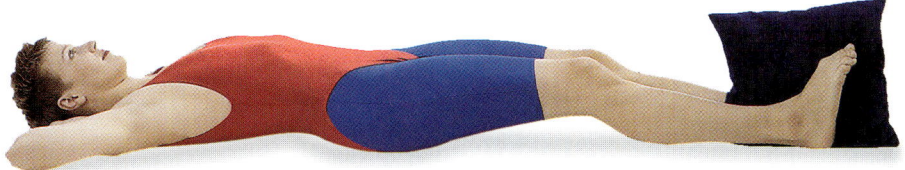

Übung 6: Entstauung für die Beine

Führen Sie die Übung 4 durch. Sobald Sie jedoch das Bein zu strecken beginnen, sollten Sie es mit den Händen wie eine Gamasche umfassen (A). Während dem Strecken drainieren Sie das Gewebe in Richtung Leiste (B) – besser können Sie den Lymphabfluß kaum unterstützen.

Durch die Streichbewegung Ihrer Hände unterstützen Sie zusätzlich den Abfluß von Lymphflüssigkeit.

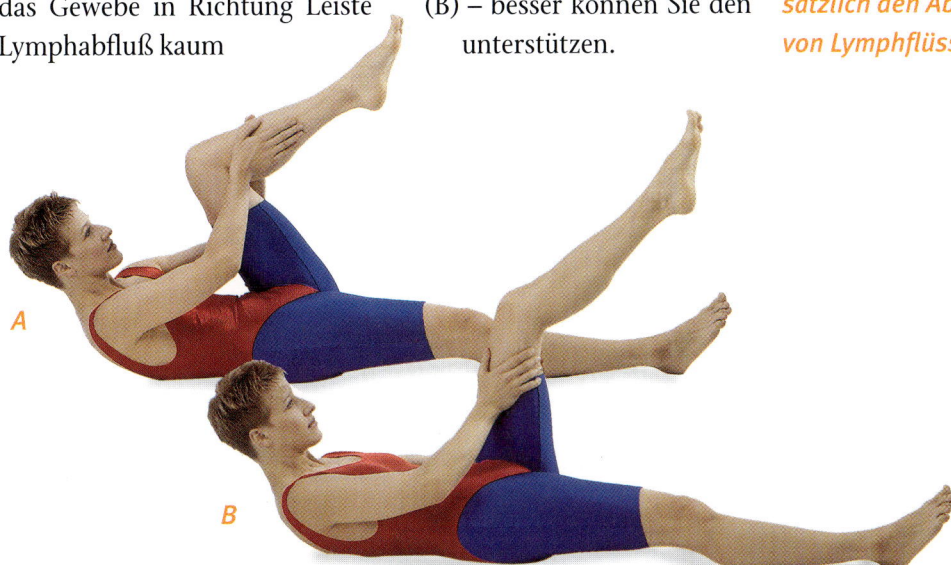

A

B

69

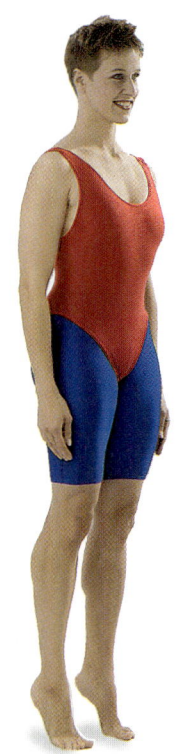

Übung 7: Fersen-/Zehenstand

Stehen Sie auf, schütteln Sie Ihre Beine aus und führen Sie abwechselnd Zehenstand und Fersenstand durch. Wiederholen Sie diese Übung etwa 30mal.

Nehmen Sie sich täglich ein wenig Zeit für die Beine, es lohnt sich! Sie werden rasch die entstauende, kräftigende Wirkung der Übungen verspüren.

Gehtraining – machen Sie Ihre Arterien wieder fit

Eine Durchblutungsstörung der Beinarterien hat zur Folge, daß bei Belastung nicht mehr genug Blut in die Beinmuskulatur fließt – Wadenkrämpfe treten auf, die zum Stehenbleiben zwingen. Gezieltes Gehtraining verlängert die Gehstrecke, längere Strecken können wieder ohne Krämpfe in den Beinmuskeln zurückgelegt werden.

Beginnen Sie langsam, aber regelmäßig, dann ist Ihnen der Erfolg gewiß.

Stellen Sie sich auf die Zehenspitzen und wippen Sie auf und ab.

1. Woche: zum Eingewöhnen

In der ersten Woche sollten Sie lernen, stehen zu bleiben, kurz bevor die Schmerzen in den Beinen auftreten. Pausieren Sie 3 Minuten und gehen Sie dann weiter. Denken Sie daran: Auf keinen Fall sollten Sie jetzt aufgeben, auch wenn es Sie Anstrengung und Überwindung kostet.

Wichtig ist ein regelmäßiges Training, das sie jeden Tag mindestens 15 Minuten durchführen sollten.

2.Woche: 15 Minuten tägliches Training

In dieser Woche sollten Sie Ihr persönliches Gehtempo finden, also die Geschwindigkeit, bei der Ihre Füße mit einem Minimum an Anstrengung quasi von alleine laufen. Führen Sie das Training 15 Minuten schmerzfrei durch und halten Sie weiterhin die angegebenen Pausen ein.

3.Woche: *Bald kommt die Aufbauphase*

Trainieren Sie weiterhin 15 Minuten täglich mit Pausen und schmerzfrei. Lernen Sie, entspannt und rhythmisch zu gehen; die Arme sollten aus der Schulter mitpendeln. Nach 3 Wochen beginnt nun das Aufbautraining.

4. Woche: *Steigern Sie auf 20 Minuten täglich*

Gehen Sie täglich 20 Minuten, wobei Sie unbedingt auf ausreichende Pausen achten sollten, denn diese verbessern die Durchblutung. Gehen Sie nicht gegen den Schmerz an!

5. Woche: *25 Minuten täglich zum Ziel*

Trainieren Sie täglich 25 Minuten mit genügend Pausen. Variieren Sie Ihr Gehtempo, einmal langsamer, einmal schneller.

6. Woche: *30 Minuten täglich, Sie haben es geschafft*

Gehen Sie nun täglich 30 Minuten mit Pausen und schmerzfrei. Genießen Sie wieder die Umgebung, die Schönheit der Natur. Wichtig: Nach jedem Gehtraining sollte die Wadenmuskulatur gedehnt werden (siehe Muskeldehnungsübung Seite 72).

Anstelle langer Sonnenbäder am Strand sollten Sie lieber barfuß im Wasser spazierengehen.

Dehnungsübungen – das beste Mittel gegen Beinschmerzen

Ein häufiger Grund für Beinbeschwerden verschiedenster Art sind Muskelverkürzungen, die aufgrund mangelnder Bewegung in den westlichen Industrienationen immer häufiger auftreten. Die folgenden Dehnungsübungen wirken solchen Muskelverkürzungen entgegen und lassen oftmals auch hartnäckige Beinschmerzen verschwinden.

Darüber hinaus heißt es aber auch, nicht stundenlang vor dem Fernseher zu sitzen und Wärme zu vermeiden. Rotlichtbestrahlungen, Fangopackungen, „Braten" in der Sonne, Tropenaufenthalte, Thermalbäder, Sauna usw. sind auf jeden Fall zu meiden.

Dehnung der Wadenmuskulatur

Bei dieser Übung können Sie sich auch mit beiden Händen ausgestreckt an eine Wand anlehnen

Ferse in Richtung Boden drücken, den ganzen Körper nach vorne neigen. Sie spüren die Spannung im Bereich der Ferse hinten und an der Achillessehne. Halten Sie die Spannung für einige Sekunden.

Belasten und dehnen Sie sich nur, soweit Sie können. Übertreiben Sie nicht!

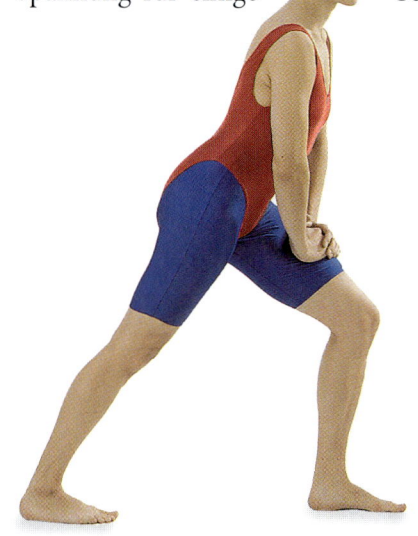

Dehnung der Oberschenkelmuskulatur hinten

Diese Übung fällt leichter, wenn Sie dabei das andere Bein etwas anwinkeln. Wechseln Sie die Beine ab.

Im Liegen das Bein durchstrecken und gestreckt zum Körper ziehen.

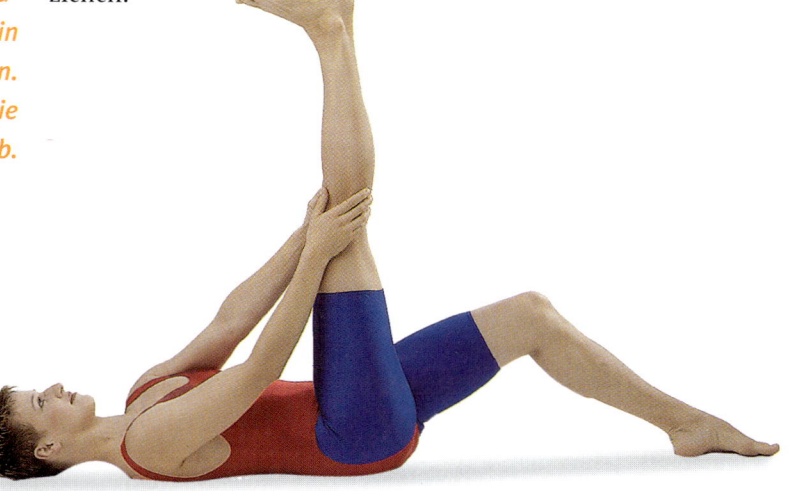

Dehnung *der Oberschenkelmuskulatur vorne*

Im Stehen das Knie anwinkeln und nach hinten ziehen. Die Leiste gleichzeitig nach vorne drücken.

Sie können sich bei dieser Übung an einem Stuhl abstützen, so stehen Sie sicherer.

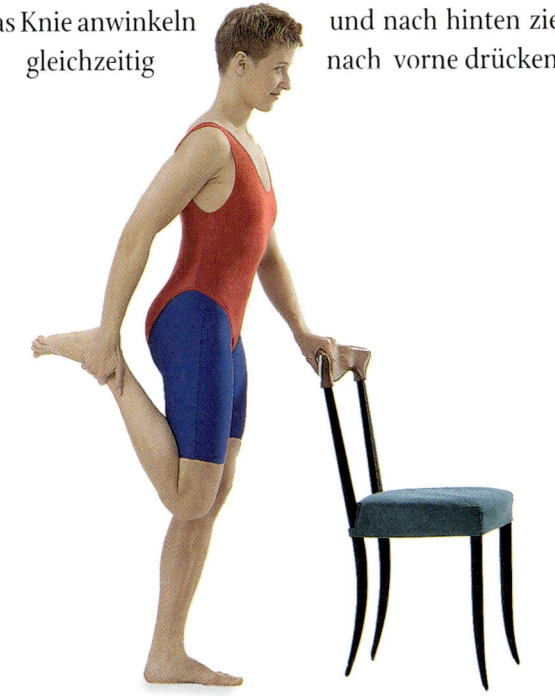

Dehnung *der inneren Hüftmuskulatur*

In der Grätsche am Boden sitzen, Oberkörper und Becken nach vorne kippen.

Stützen Sie sich mit den Händen am Boden ab. Auch hier gilt: Vorsichtig steigern!

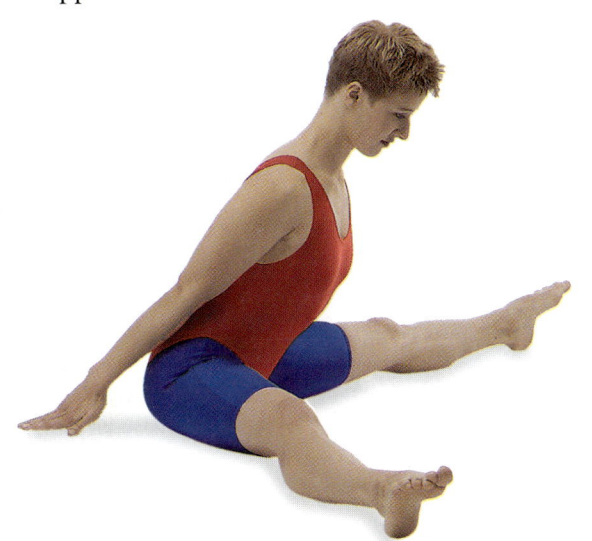

Jede Dehnungsübung sollte 3 bis 5 Minuten durchgeführt werden. Zuvor sollten Sie Ihre Bein- und Gesäßmuskulatur erwärmt haben, z. B. durch Fahrradfahren (Hometrainer), Steppen oder einen kurzen Lauf um den Block.

> Kühle Tauchbäder oder Kneipp-Güsse sind bei Venenbeschwerden günstig.

Machen Sie Ihren Beinen Beine – das 10-Minuten-Programm für straffe Beine

Die folgenden Übungen bringen Ihre Beine, Ihr Gesäß und auch den Bauch in Form – die Durchblutung wird angeregt, überflüssiges Fett abgebaut, Schlacken werden ausgeschwemmt. Das 10-Minuten-Training täglich garantiert Ihnen einen flachen Bauch, einen knackigen Po und straffe Beine.

Jede Übung wird 12- bis 15mal wiederholt, anschließend folgt eine Pause, bevor drei weitere Serien zu 10- bis 15mal durchgeführt werden. Führen Sie die Übungen auf dem Boden durch. Benutzen Sie als Unterlage eine Gymnastikmatte.

Übung 1: Für straffe Oberschenkel

> In dieser Haltung können Sie auf- und abwippen.

Machen Sie einen großen Ausfallschritt. Senken Sie dabei den Oberkörper und richten Sie ihn wieder auf. Dabei darf das vordere Knie nicht über die Fußspitze hinausragen.

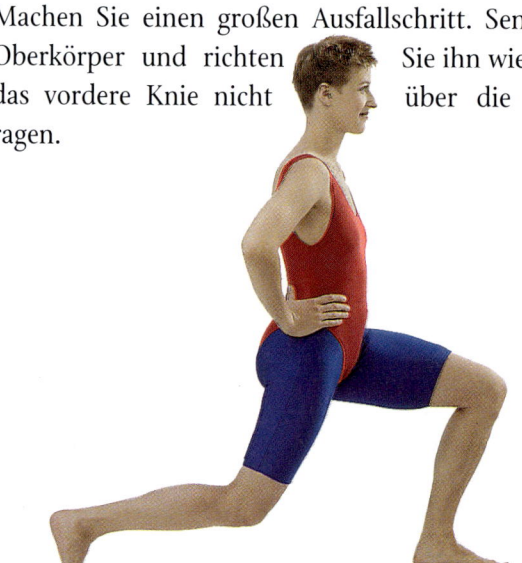

Übung 2: Für einen knackigen Po

In die Knie gehen, die Unterarme liegen auf dem Boden. Ein Bein wird angehoben und gesenkt, wobei das Bein die Waagrechte nicht überschreiten sollte. Die Fußsohle wird stets nach oben gedrückt.

Bei dieser Übung ist es wichtig, daß das angehobene Bein nicht über die Waagrechte hinausragen sollte. Lassen Sie sich im Zweifelsfalle korrigieren.

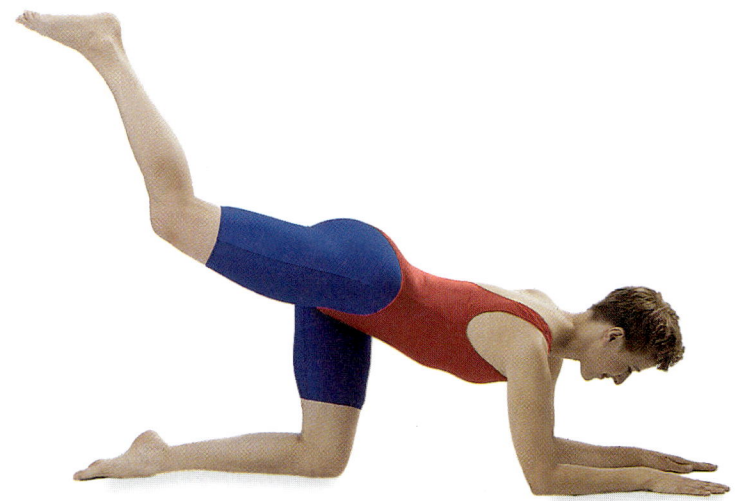

Übung 3: Für straffe Beine

Legen Sie sich seitlich auf den Boden, den Kopf mit einer Hand abgestützt. Halten Sie das Gleichgewicht, indem das untere Bein leicht angewinkelt, das obere gestreckt wird. Heben Sie das obere Bein langsam an und senken Sie es wieder. Spannen Sie hierbei die Po- und Beinmuskeln gut an.

Bei dieser Übung kann die andere Hand Ihnen zusätzlichen Halt auf dem Boden geben.

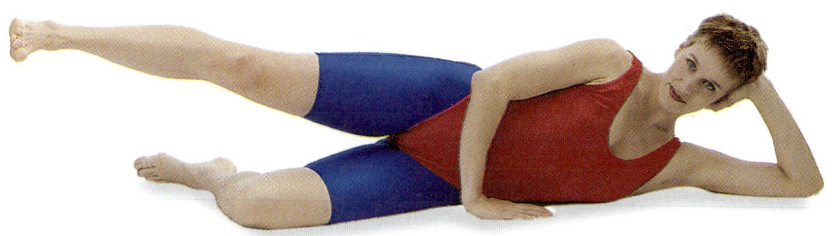

Übung 4: Für einen flachen Bauch

Legen Sie sich auf den Boden, die Beine angewinkelt und die Arme unter dem Kopf verschränkt. Strecken Sie nun ein Bein, während Sie aus dem Bauch heraus den Oberkörper anheben und wieder senken. Nach drei- mal 12 bis 15 Wieder- holungen wird das andere Bein gestreckt.

Auch diese Übung fällt Ihnen leichter, wenn Sie das andere Bein angewinkelt auf dem Boden lassen. Wechseln Sie die Beine ab.

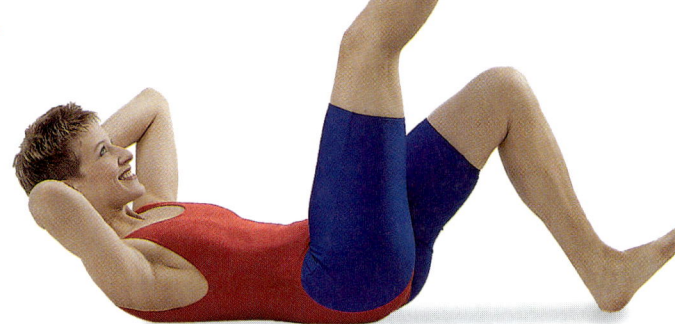

Atemtherapie – Sauerstoff für Ihre Beine

Lernen Sie zu atmen; das fördert die Durchblutung und die Sauerstoffversorgung.

Richtige, tiefe Atmung verhilft Ihren Beinen zu einer besseren Versorgung mit Sauerstoff und zu einer optimalen Durchblutung. In unserer hektischen Zeit atmen wir leider viel zu flach und zu schnell, anstatt bewußt immer wieder tiefe Atemzüge zu tätigen. Richtig ausgeführte, tiefe langsame Atemzüge verbessern die Sättigung des Blutes mit Sauerstoff und führen somit zu einer wesentlich besseren Sauerstoffversorgung sämtlicher Organe und Körperteile. Daneben beeinflußt die Atmung ganz entscheidend den venösen Blutrückstrom aus den Beinen zum Herzen. Bei jeder tiefen Einatmung wird im Brustraum ein Überdruck erzeugt, das venöse Blut kann nicht aus den Beinen zurück zum Herzen gelangen. Erst während der langen Ausatemperiode und der Pause danach kommt es zu einem Unterdruck im Brustraum, der das venöse Blut der Beine wie eine Pumpe in Richtung Herz befördert. Deshalb kann man durch eine ruhige tiefe regelmäßige Atmung ganz entscheidend den venösen Blutrücktransport zum Herzen steuern und verbessern. Am besten setzen Sie zusätzlich beim Ausatmen die Bauch- und Flankenmuskulatur ein.

Richtiges Atmen – leicht gemacht

Gönnen Sie sich täglich zwei oder drei Atempausen, in denen Sie zur Ruhe kommen und nicht gestört werden. Konzentrieren Sie sich in dieser Zeit nur auf Ihre Atmung. Atmen Sie ganz bewußt regelmäßig und tief, um Ihren Körper optimal mit Sauerstoff zu versorgen. Beginnen Sie, indem Sie langsam durch die Nase einatmen – so tief und weit es geht. Atmen Sie dann kräftig aus, so als wollten sie Watteflocken in die Höhe pusten. Setzen Sie hierbei Ihre Bauch- und Flankenmuskulatur ein! Pressen sollten Sie jedoch nicht! Wiederholen Sie diese Übung mit einer Frequenz von ca. 16mal pro Minute für zwei bis drei Minuten. Genießen Sie die Konzentration und Frische, die Sie anschließend im ganzen Körper spüren können.

Atemtraining braucht Ruhe und Ungestörtheit. Wichtig dabei ist: Richtiges Ausatmen ohne Pressen.

Wasseranwendungen nach Kneipp – Training für die Gefäße

Wasseranwendungen nach Kneipp beleben nicht nur die Beinvenen und -arterien, sondern aktivieren den gesamten Kreislauf.

Pfarrer Kneipp (1821–1897), der „Wasserheiler von Wörrishofen", setzte seine Wassertherapie gegen verschiedene Erkrankungen ein. Sie ist einfach und preiswert und auch zu Hause durchführbar. Manchmal kostet es zu Anfang ein wenig Überwindung, doch schon nach wenigen Anwendungen werden Sie die positiven Wirkungen dieser Reiztherapie nicht mehr missen wollen. Die Wirkung der von Sebastian Kneipp empfohlenen Übungen haben wissenschaftliche Untersuchungen inzwischen bestätigt.

„Unser lieber Herrgott hat uns mit dem Körper auch die Pflicht auferlegt, für diesen zu sorgen."
Sebastian Kneipp

Für den Anfänger – die kalte Waschung

Die Kneippschen Waschungen zählen zu den mildesten Anwendungen der Hydrotherapie. Regelmäßig durchgeführt bewirken sie eine Harmonisierung und stabilisieren den Wärmehaushalt.

- Nehmen Sie einen Waschlappen (oder ein Handtuch aus Leinen) und tauchen Sie ihn in den kalten Wasserstrahl aus dem Wasserhahn oder der Dusche.
- Wringen Sie den Lappen aus, bis er noch feucht ist, aber nicht mehr tropft.
- Nehmen Sie den Lappen nun in die rechte Hand und waschen Sie damit Ihr rechtes Bein, indem Sie am Fuß an der Außenseite beginnen und bis zur Hüfte hinauffahren. Fahren Sie nun an der Innenseite des rechten Beines von der Leiste bis zum Fuß wieder herab.
- Wechseln Sie den Lappen nun in die linke Hand und wiederholen Sie die kalte Waschung, indem Sie an der Außenseite des linken Beines beginnen und an der Innenseite des Fußes enden. Ziel der Waschung ist es, das Bein mit einem feinen kalten Flüssigkeitsfilm zu benetzen, der dann seine Reizwirkung entfalten kann.
- Trocknen Sie sich auf keinen Fall ab, sondern schlüpfen Sie sofort nach der Anwendung in eine weiche Baumwoll- oder Wollhose oder decken Sie sich warm zu!
- Nach wenigen Minuten wird sich ein angenehmes wohliges Gefühl einstellen, und Sie werden staunen, wie leicht und fit sich Ihre Beine anfühlen.

Wenn Sie leicht frieren oder frösteln, sollten Sie diese leichte Abhärtungsübung nicht durchführen.

Für den Profi – der kalte Guß

- Anstatt mit einem Lappen benetzen Sie beim Guß Ihre Beine direkt mit dem Wasserstrahl, indem Sie wie bei der Waschung am rechten Bein unten außen beginnen und an der Innenseite des linken Beines im Fußbereich die Anwendung beenden. Wählen Sie die Wassertemperatur so kalt wie möglich!

Grundregel: Soviel Wärme wie nötig, soviel Kälte wie möglich.

Achtung

Kalte Güsse sind Sekundenanwendungen! Also zügig die Beine innerhalb weniger Sekunden abduschen! Zu Anfang kann die Brause der Dusche oder Badewanne verwendet werden, doch ist ein Gußrohr nach Kneipp längerfristig wirkungsvoller! Auch hier gilt: Nach dem Guß sofort warme lockere Kleidung aus Baumwolle anziehen und sich am besten für eine kurze Entspannungsperiode hinlegen.

Jeder Guß hat eine ganz bestimmte Wirkung und regt jeweils unterschiedliche Organsysteme an.

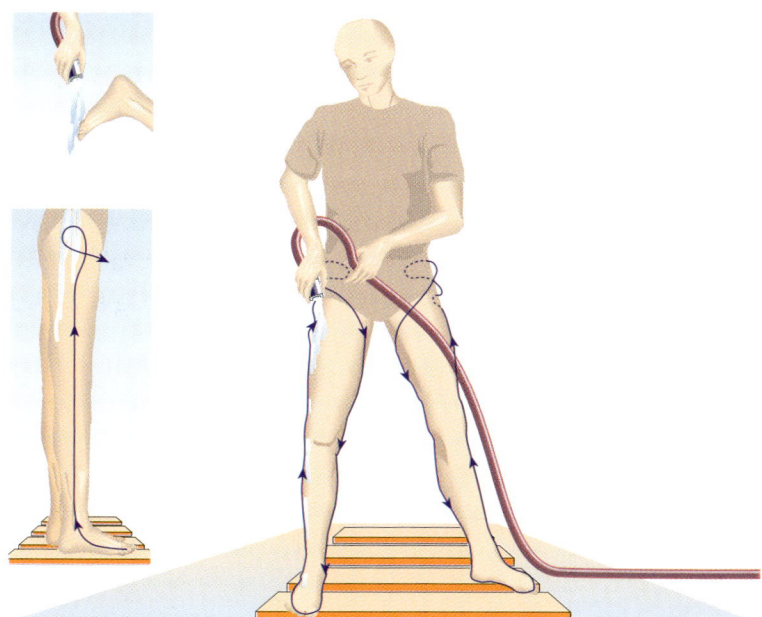

Bei dem Schenkel-Wechselguß beginnen Sie mit warmem Wasser, bis das Bein gut durchwärmt ist. Erst dann folgt der kalte Guß. Die warme und die kalte Anwendung einmal wiederholen.

Achtung

Sie sollten weder bei der Waschung noch beim Guß frieren! Deshalb unbedingt den Oberkörper bei der Anwendung bekleidet lassen!

In Ergänzung zum Guß oder zur Waschung sind auch folgende Kneipp-Anwendungen wirkungsvoll und empfehlenswert:

Taulaufen – prickelndes Gefühl für die Beine

Taulaufen eignet sich bei leichten arteriellen Durchblutungsstörungen, bei Venenleiden der Beine und bei Morgenmüdigkeit.

Regen Sie Ihre Gefäße durch Barfußlaufen im frischen Morgentau an. Beginnen Sie Ihren Tag mit fünf Minten Taulaufen. Im Winter müssen Sie nicht pausieren, sondern Sie gehen (natürlich wesentlich kürzer) barfuß über den frisch gefallenen Schnee! Hierdurch härten Sie sich gleichzeitig ab und stärken Ihr Immunsystem.

Barfußlaufen ist grundsätzlich empfehlenswert, weil die Reflexzonen auf der Fußsohle massiert und somit alle Organe des Körpers günstig beeinflußt werden.

Wassertreten – wie ein Storch im Wasser

Wassertreten belebt ebenfalls die Beine und Gefäße. Füllen Sie die Badewanne etwa zur Hälfte mit kaltem Wasser und waten Sie einige Minuten hindurch wie ein Storch!

Ein Tip: Auch in Ihrer Nähe gibt es einen Kneipp-Verein, der Ihnen gerne weiterhilft und regelmäßig Kurse über die Wasseranwendungen durchführt.

Der Wickel – einfach und sehr wirksam gegen lästiges Beinweh

Kalte Wickel entziehen Wärme und verengen die Gefäße, es kommt zu einem mäßigen Blutdruckanstieg sowie einer Anregung des Stoffwechsels. Die Atmung wird tiefer und schneller.

Wickel und Auflagen aus Lehm oder Quark wirken ganz besonders gut bei arteriellen und venösen Durchblutungsstörungen. Sie werden grundsätzlich kalt angewendet. Zur Durchführung benötigen Sie ein Baumwoll- und Leintuch sowie eine Wolldecke. Das Leintuch wird in frisches, kaltes Wasser (so kalt wie möglich) eingetaucht, leicht ausgewrungen und direkt auf das Bein gelegt. Anschließend wird das Baumwolltuch darüber gelegt, bevor das Bein in eine Wolldecke eingewickelt wird. Alternativ zum nassen kalten Leintuch kann Quark, Lehm oder Kohl eingesetzt werden, der direkt auf die Haut gebracht wird. Die im Quark enthaltene Butter-

und Milchsäure wie die Inhaltsstoffe des Grünkohls wirken entzündungshemmend, sie entziehen dem Gewebe Giftstoffe. Die Lehmauflage (Heilerde aus der Apotheke oder Drogerie) zeigt einen ähnlichen Effekt, da sie beim Austrocknen ebenfalls Giftstoffe aus dem Körper zieht. Für Lehmauflagen wird Heilerde mit Wasser zu einem dickflüssigen Brei angerührt, der direkt auf das Bein aufgetragen und dann mit dem Baumwolltuch und der Wolldecke eingewickelt wird. Quark und Kohlblätter werden in gleicher Art eingesetzt.

Bei sachgerechter Durchführung darf ein Wickel nach 10minütiger Dauer nicht mehr als kalt empfunden werden

Der Wickel und die Auflagen sollten ein- bis zweimal täglich 20 bis 30 Minuten angewendet werden, d.h. solange bis die kühlende Wirkung nachläßt.

Akupressur – mit sanftem Fingerdruck zu gesunden Beinen

Die Akupressur nimmt ähnlich wie die Homöopathie einen sehr großen Stellenwert unter den Naturheilverfahren ein. Sie ist leicht anzuwenden und frei von Nebenwirkungen. Da man bei der Anwendung kaum etwas falsch machen kann, ist sie hervorragend für die Selbstbehandlung geeignet. Die Wirkung der Akupressur, die ihren Ursprung in der chinesischen Heilkunde hat, beruht auf der Vorstellung, daß durch den Körper bestimmte Energieströme fließen (das Qi), die festen Bahnen, den sogenannten Meridianen, folgen. Bei Erkrankungen sind diese Energieflüsse gestört, können aber durch Stimulation von außen (Akupressur) normalisiert werden. Um die Störung des Ernergieflusses zu beheben, müssen ganz bestimmte Punkte auf den Meridianen durch Massage angeregt werden – z. B. durch Akupressur.

Akupressur unterstützt die Lebensenergie, die nun ungehindert fließen kann.

Zur Akupressur werden die angegebenen Punkte ein- bis zweimal pro Tag massiert, bei stärkeren Beschwerden auch öfter. Der beschriebene Akupressurpunkt wird aufgesucht, markiert und mit dem Finger (Daumen oder Zeigefinger) in einer Frequenz von etwa 40- bis 60mal pro Minute in der angegebenen Richtung massiert.

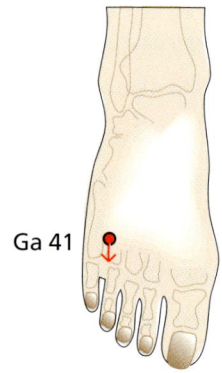

Ga 41

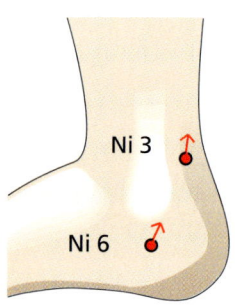

Ni 3

Ni 6

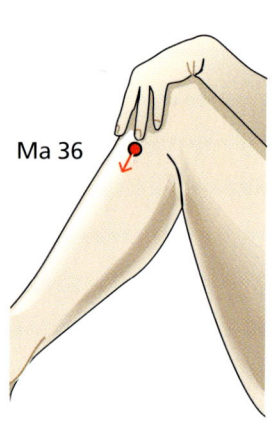

Ma 36

Jeder Punkt wird auf beiden Körperseiten behandelt. Grundsätzlich gilt: Chronische Erkrankungen wie Arterienverkalkung, Bindegewebeschwäche und Krampfaderbildung benötigen meist eine mehrwöchige konsequente Behandlung, bis sich Erfolge einstellen.

Durchblutungsstörungen der Füße

Kalte Füße sind oft auf eine Störung der Kapillaren zurückzuführen. Aber auch eine Verkalkung der Arterien kann zu kalten Füßen führen. Vier Punkte eignen sich zur Behandlung:

Der eine Punkt liegt am Fußrücken, einen Daumenbreit oberhalb des Zehengrundgelenkes zwischen dem 4. und 5. Mittelfußknochem (Ga 41). Der zweite Punkt liegt unterhalb des inneren Sprunggelenkknöchels, der dritte 3 Querfinger oberhalb des Fußinnenknöchels an der Unterschenkelinnenseite (Ni 3,6). Der vierte Punkt findet sich direkt unter dem Ringfinger an der Außenseite des Unterschenkels, wenn man am gebeugten Bein seinen Handteller auf die Kniescheibe legt (Ma 36).

Krampfaderbeschwerden

Leider lassen sich Krampfadern durch Anwendung der Akupressur nicht zurückbilden, doch sind die Beschwerden, die sie auslösen, günstig beeinflußbar. Vier Punkte sind ganz besonders wirksam:

Der erste Punkt liegt in der Mitte der Fußinnenseite (Mp 4), der zweite vor der Achillessehne auf Höhe des höchsten Punktes am äußeren Knöchel. Punkt drei liegt am Fußrücken, 1 Querfinger oberhalb des Zehengrundgelenkes zwischen dem 1. und 2. Mittelfußknochen (Le 3). Der vierte Punkt findet sich unter dem Ringfinger an der Außenseite des Unterschenkels, wenn man am gebeugten Bein seinen Handteller auf die Kniescheibe legt (Ma 36).

Wadenkrämpfe

Wadenkrämpfen liegt eine Verkrampfung der Unterschenkelmuskulatur zu Grunde. Diese Beschwerden treten vor allem in den Nachtstunden auf. Die Ursachen können manigfaltig sein:

Neben venösen und arteriellen Durchblutungsstörungen können ein Magnesiummangel oder nervöse Störungen zu diesen Beschwerden führen. Die folgenden Punkte eignen sich besonders gut zur Behandlung:

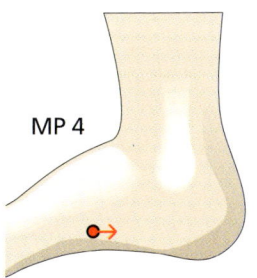

MP 4

Der erste Punkt liegt am Fußrücken, 1 Querfinger oberhalb des Zehengrundgelenkes zwischen dem 1. und 2. Mittelfußknochen (Le 3), der zweite Punkt liegt auf der Rückseite des Unterschenkels in der Mitte zwischen der Kniekehle und Achillessehne, etwas am Außenrand in Höhe des äußeren Knöchels (Bl 57), der dritte Punkt findet sich bei geschlossener Faust am Ende des Kleinfingergrundgelenkes. Dort bildet sich eine Hautfalte, an deren Ende der Punkt gelegen ist (DÜ 3).

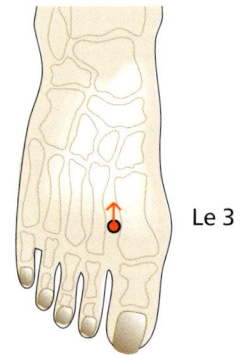

Le 3

Homöopathie

Die Homöopathie steht heute im Mittelpunkt der Naturheilverfahren. Sie ist eine elegante und vor allem nebenwirkungsfreie Therapieform, die sich gut zur Selbstbehandlung eignet.

Das Grundprinzip der Homöopathie, die Ende des 18. Jahrhunderts von Samuel Hahnemann entdeckt wurde, beruht auf der Ähnlichkeitsregel. Diese besagt, daß eine Krankheit durch genau das Arzneimittel geheilt werden kann, das bei einem Gesunden die selben oder ähnlichen Symptome oder Beschwerden hervorrufen kann, wie sie die Krankheit zeigt. Die Wirkung der Homöopathie beruht darauf, daß die Selbstheilungskräfte des Körpers auf ein Höchstmaß gesteigert werden. Auf diese Weise können viele Erkrankungen aus eigener Kraft geheilt werden. Auch bei Arterienverkalkung, Krampfadern und Bindegewebeschwäche erzielt man durch den Einsatz der Homöopathie oft überzeugende Erfolge, auch wenn man bei weit fortgeschrittenen Erkrankungen natürlich keine Wunder erwarten darf. Der Erfolg eines homöopathischen Medikamentes ist desto größer, je besser es entsprechend der Ähnlichkeitsregel zu den Symptomen der Erkrankung paßt. Aus diesem Grund ist es oftmals nötig, einen erfahrenen Arzt oder Homöopa-

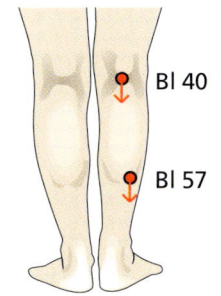

Bl 40

Bl 57

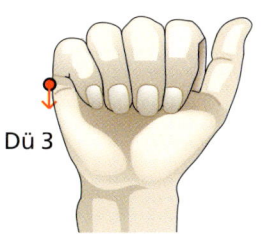

Dü 3

then zur Behandlung hinzuzuziehen. In vielen Fällen kann man aber auch durch Selbstbehandlung Erfolge erzielen.

Homöopathische Arzneimittel werden aus Mineralien, Metallen, Pflanzen und anderen organischen Materialien hergestellt. Sie wirken um so besser, je verdünnter sie angewandt werden. Manchmal ist die Verdünnung derart hoch, daß selbst mit empfindlichsten Meßmethoden keine Moleküle der Ausgangssubstanz mehr nachweisbar sind, und daran entzündet sich die Kritik der Naturwissenschaften. Dem gegenüber steht die Meinung der Homöopathen, die Lösesubstanz trage die Botschaft zur Heilsanregung.

Die Ausgangslösung, auch Urtinktur genannt, wird mit einem Lösungsmittel (Alkohol und Wasser) stufenweise verdünnt und geschüttelt. Erfolgt dieser Prozeß in Zehnerschritten (1:10), spricht man von D-Potenzen.

Homöpathische Medikamente sind als Tropfen, als Milchzuckerkügelchen (Globuli) oder als Tabletten erhältlich. Zur Behandlung der besprochenen Krankheitsbilder eignen sich besonders Globuli in einer Verdünnung von D4 (1: 10 000) und D6 (1: 1 Mio.). Hiervon sollte man morgens und abends je 3 bis 4 Globuli unter der Zunge zergehen lassen, ohne gleichzeitig Speisen und Getränke einzunehmen.

Wichtig

Schwangere und Senioren sollten sich nur mit äußerster Vorsicht selbst behandeln und vorher auf jeden Fall sicherheitshalber Ihren Arzt oder Heilpraktiker befragen.

Bindegewebeschwäche

Die sogenannte Bindegewebeschwäche ist meist vererbt und geht mit schlaffer Haut, Cellulite, Bildung von Schwangerschaftsstreifen, Krampfadern und genereller Schwellungsneigung der Beine einher. Hier hilft nur die langfristige Stärkung des Gewebes durch die homöopathischen Medikamente Calcium fluoratum (Fluorid) und Silicea (Quarz). Ausnahmsweise nimmt man sie als Tablette in einer Potenz von D12 als sogenannte Schüsslersalze vor den Mahlzeiten dreimal täglich ein. Dies geschieht im Wechsel, d.h.

Homöopathische Mittel

Bei venösen Erkrankungen

• **Aesculus Hypocastanum,** die Roßkastanie, ist das wichtigste Mittel gegen Venenbeschwerden. Es sollte dann eingenommen werden, wenn die ersten Krampfadern zu sehen sind, sich erweitern und mit Stauungen und Schwellungen einhergehen.

• **Hamamelis,** die Zaubernuß, ist dann indiziert, wenn die Krampfadern zu ersten leichten Entzündungen führen: Die Varizen sind sehr empfindlich und verursachen stechende Schmerzen. Treten starke Beschwerden auf, sollte zusätzlich Arnika genommen werden, und zwar im Wechsel mit Hamamelis alle 90 Minuten. Diese Kombination eignet sich besonders bei einer drohenden Venenentzündung, die sich durch diese Medikamente fast immer vermeiden läßt.

• **Lachesis,** der Buschmeister, eignet sich hervorragend, wenn es zu einer Phlebitis gekommen ist: Die Krampfadern sind hart, geschwollen, gerötet, schmerzhaft und derart berühungsempfindlich, daß kein Verband oder enges Kleidungsstück vertragen wird. Bei ausgeprägten Beschwerden kann Lachesis mit Hamamelis (90 Minuten Wechsel) kombiniert werden.

Bei Besenreisern

• Besenreiser, die kleinen erweiterten Hautvenen, lassen sich sehr gut mit **Abrotanum** beeinflussen. Neubildungen werden verhindert, entstandene Besenreiser bilden sich langsam zurück. Allerdings muß die Behandlung langfristig, d.h. über Monate, durchgeführt werden.

Bei arteriellen Durchblutungsstörungen

Homöopathika bewähren sich insbesondere in den Anfangsstadien von arteriellen Durchblutungsstörungen, wo durchaus Erfolge erzielt werden können, wenn die richtigen Präparate genommen werden.

• **Espeletia grandiflora** eignet sich besonders bei Gefäßverkalkungen und Verengungen, wenn Rauchen oder Diabetes mellitus die Ursache der Arteriosklerose ist.

• **Secale cornutum,** das Mutterkorn, ist vor allem bei der Schaufensterkrankheit das Medikament der Wahl, wenn nach einer Gehstrecke von wenigen 100 Metern Muskelkrämpfe der Waden auftreten.

• **Secale** hilft auch besonders dann, wenn feuriges Brennen, Taubheitsgefühl und Kribbeln in den Beinen als Zeichen der Mangeldurchblutung auftreten.

an einem Tag das eine, am anderen Tag das andere Mittel. Nur die langfristige Anwendung über Monate bringt einen deutlichen Erfolg.

Wichtig

Die homöopathischen Medikamente, die zur Behandlung von arteriellen Durchblutungsstörungen eingesetzt werden, sollten in der Verdünnung D4 als alkoholische Tropfen eingenommen werden!

Achtung

Halten Sie bei der Selbstbehandlung von chronischen Beschwerden Rücksprache mit Ihrem Arzt.

Die genannten homöopathischen Medikamente bekommen Sie in Ihrer Apotheke. Bei einer Selbstbehandlung mit diesen Medikamenten sollten Sie in jedem Falle weiterhin Ihren Arzt konsultieren. Dies gilt auch bei auftretendem Fieber, Schmerzen oder einer deutlichen Verschlimmerung der Symptome.

Phytotherapeutika – pflanzliche Heilkraft

Phytotherapie bedeutet die Behandlung von Krankheiten mit Pflanzenbestandteilen. Blüten, Stengel, Blätter, Rinden oder Wurzeln können direkt oder in Form von Extrakten (Tinkturen) eingesetzt werden. Sie werden vor allem als Tee verabreicht; äußerlich kommen sie als Salben (Emulsionen) oder Tinkturen zur Anwendung.

Venenerkrankungen
Folgende Pflanzen oder Pflanzenbestandteile eignen sich bei der Behandlung von venösen Durchblutungsstörungen ganz besonders (siehe Seite 87).

Heilpflanzen gegen Venenerkrankung

Pflanze	Wirkung
Arnika	entzündungshemmend, kreislaufanregend
Beinwell	antientzündlich, wundheilungsfördernd
Hamamelis	arterien- und venenkräftigend
Kamille	entzündungshemmend und krampflösend
Mäusedorn	venenstärkend, abschwellend
Ringelblume	entzündungshemmend
Rosmarin	gefäßkräftigend, kreislaufsteigernd
Roßkastanie	gewebestärkend, abschwellend
Schafgarbe	gefäßstärkend
Waldmeister	gefäßerweiternd, krampflös., abschwellend
Zinnkraut	gewebestärkend, wassertreibend

Setzen Sie die Pflanzen als Tee, Salbe, Umschlag oder Bad ein. Lassen Sie sich die Mischungen vom Apotheker zusammenstellen.

Venentee
Zusammensetzung: 10 g Arnikabletten, 20 g Schafgarbe, 50 g Waldmeister und 20 g Zinnkraut.

Anwendung: 3 gehäufte Teelöffel dieser Mischung mit 1/2 l heißem Wasser übergießen und nur 1 Minute ziehen lassen. Abseihen. Über den Tag verteilt trinken.

Venensalbe
Zusammensetzung: 5 ml Arnikatinktur, 5 ml Hamamelistinktur, 10 ml Mäusedorntinktur, 5 ml Ringelblumentinktur und 10 ml Roßkastanientinktur mit 100 ml Salbengrundlage (Apotheke) vermischen.

Anwendung: 1- bis 2mal täglich auf die schmerzenden Stellen auftragen.

Venenumschläge

Zusammensetzung: 10 g Rosmarin, 20 g Arnikablüten und 20 g Kamille.

Anwendung: Mit siedendem Wasser übergießen, ziehen lassen, in die erkaltete Flüssigkeit einen Lappen oder ein Tuch eintauchen, auswringen und auf die Beine legen.

Venenbad

Zusammensetzung: 500 g Beinwellblätter.

Anwendung: Über Nacht in 5 l kaltem Wasser ansetzen, dann erhitzen und dem Badewasser zufügen.

Arterielle Erkrankungen

Auch arterielle Durchblutungsstörungen sind mit Phytotherapeutika sehr gut beeinfluß- und behandelbar. Im Mittelpunkt der Behandlung steht hierbei Ginkgo biloba, der Ginkgobaum. Seine Wirkstoffe sind in den Blättern enthalten, deren Extrakt ein wahrer Gefäßaktivator ist. Ginkgo biloba führt besonders bei den mittleren und kleineren Arterien zur Gefäßerweiterung und Durchblutungssteigerung. Dieser Effekt zeigt sich nicht nur bei arteriellen Durchblutungsstörungen in den Beinen, sondern auch am Gefäßsystem im Gehirn. Deshalb wird Ginkgo auch gegen leichtere Ermüdbarkeit, bei nachlassendem Gedächnis, zunehmender Vergeßlichkeit und Konzentrationsstörungen im Alter eingesetzt. Außerdem wirkt es auf die Venen ebenfalls günstig und stärkend.

Aus Asien stammt ein weiteres wirkungsvolles Präparat, das in der Schweiz aus verschiedenen Kräutern nach alten tibetanischen Überlieferungen (PADMA 28) hergestellt wird. In Studien größeren Universtiäten konnte gezeigt werden, daß die Durchblutung bei Arterienverkalkung durch die Einnahme von PADMA 28 deutliche gesteigert werden konnte. Die schmerzfreie Gehstrecke verdoppelte bis verdreifachte sich unter der Einnahme des Medika-

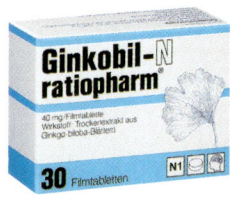

Ginkgo biloba läßt sich nicht gut als Tee, Umschlag oder Bad anwenden, sondern sollte in standardisierter Darreichungsform als Tropfen oder Filmtabletten (z.B. Ginkobil) eingenommen werden.

ments. PADMA 28 wirkt aber nicht nur bei Arteriosklerose, sondern hilft bei generellem Schwere- und Spannungsgefühl in den Beinen und Armen wie auch bei Ameisenlaufen und Wadenkrämpfen. Die angegebenen Substanzen erhalten Sie in Ihrer Apotheke. Mittlerweile gibt es manche Präparate auch in guten Drogerien oder Reformhäusern.

Ginkgo ist durchblutungsfördernd, verbessert die Mikrozirkulation und senkt den Blutdruck.

Vitamine und Spurenelemente – die Fitmacher der Gefäße

Unsere Ernährungsgewohnheiten haben sich geändert, und häufig finden wir in den industriell hergestellten Nahrungsmitteln nicht mehr ausreichend Vitamine, Mineralien und Spurenelementen, die unser Körper benötigt, um dem Alterungsprozeß vorzubeugen. Aus wissenschaftlichen Untersuchungen ist bekannt, daß sogenannte „Freie Radikale" eine Ursache des Zellabbaus und der Alterung von Gewebe sind. Diese freien Radikalen sind besonders reaktionsfreudige, aggressiv wirkende Atome oder Moleküle, die unsere Erbsubstanz oder die Zellwände angreifen und beschädigen. Wir können unseren Körper vor den schädigenden Auswirkungen der freien Radikalen schützen, indem wir ihm ausreichend antioxidativ wirkende Substanzen wie beispielsweise Vitamine und Spurenelemente zuführen.

Diese Substanzen beugen nicht nur Schäden an den Gefäßen, sondern auch an allen anderen Körpergeweben vor!

Die Vitamine A, C und E, sogenannte Antioxidantien, neutralisieren freie Radikale ebenso stark wie die Spurenelemente Selen, Mangan, Magnesium, Molybdän und Zink. Diese Substanzen sollten bei Neigung zu Durchblutungsstörungen in ausreichender und eher überhöhter Dosierung eingenommen werden. Dabei werden täglich folgende Mengen empfohlen: Vitamin A 10 000 – 15 000 IE, Vitamin C 75 mg (!), Vitamin E 100 – 1000 IE, Magnesium 300 – 700 mg, Mangan 2 – 50 mg, Molybdän 100 – 1000 mg, Selen 200 – 300 mg und Zink 20 – 100 mg. Am besten greift man auf fertige Kombinationspräparate zurück (z. B. Antiox/Detox), die alle wichtigen Bestandteile bereits fertig beinhalten.

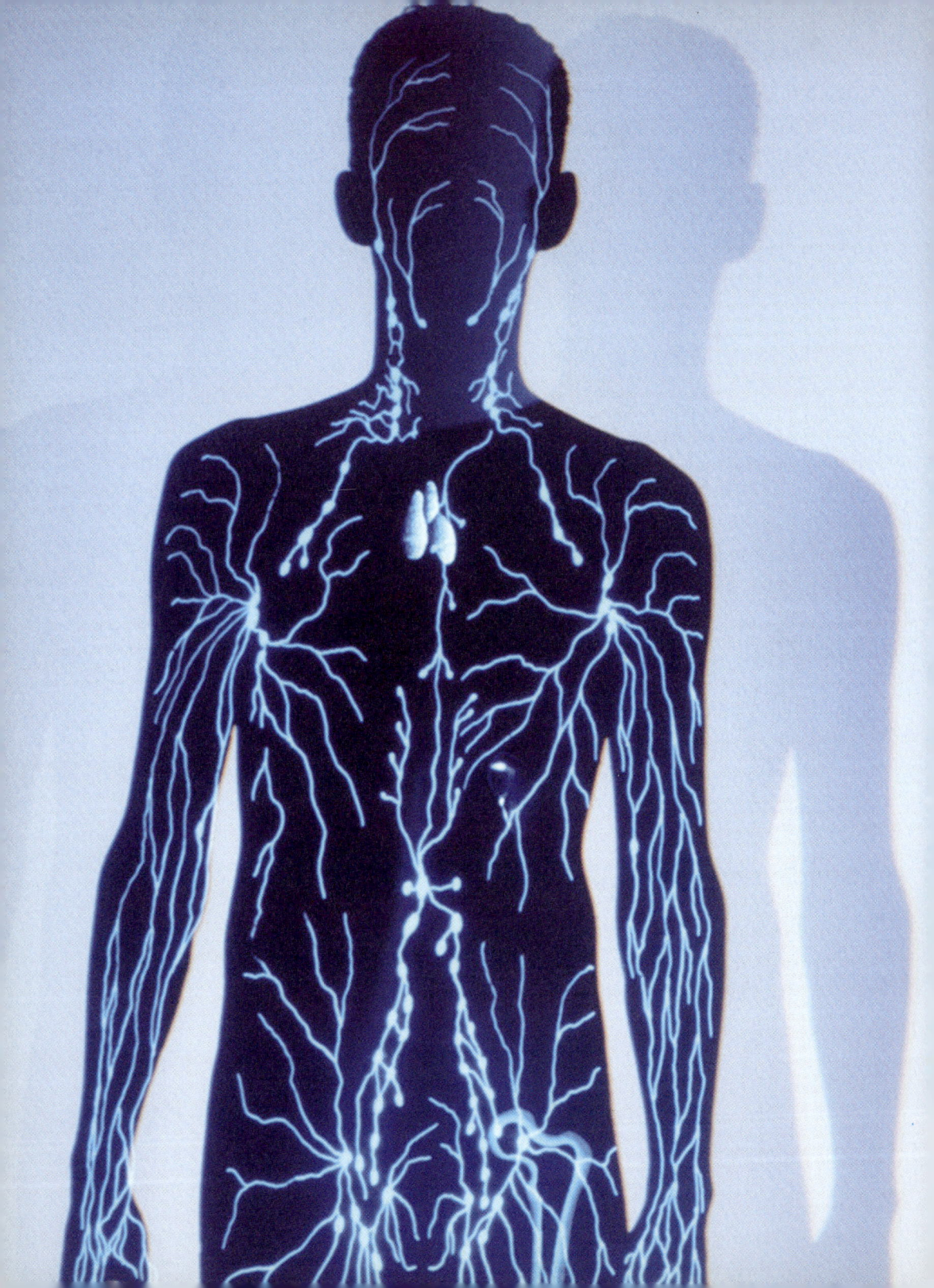

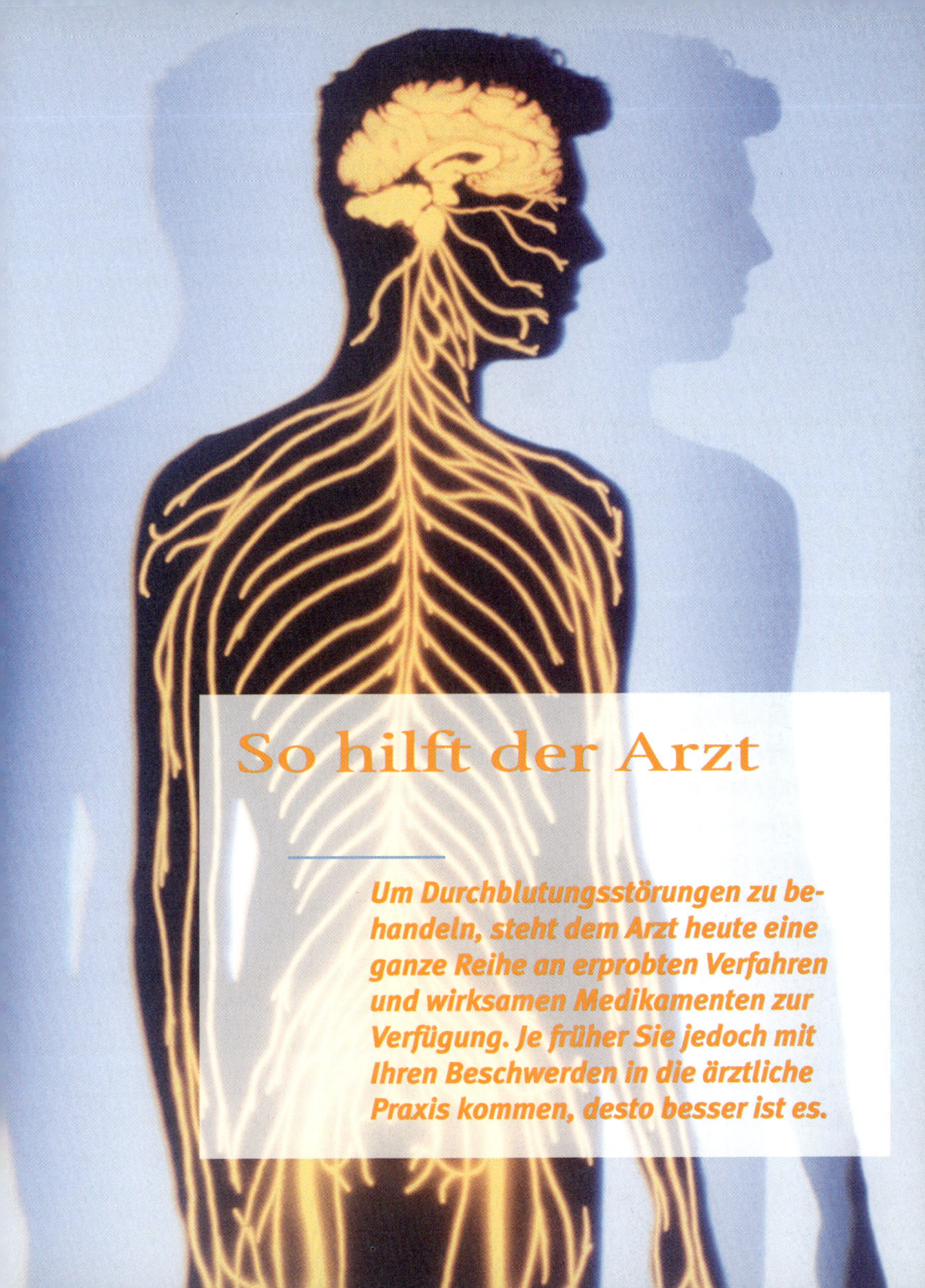

So hilft der Arzt

Um Durchblutungsstörungen zu behandeln, steht dem Arzt heute eine ganze Reihe an erprobten Verfahren und wirksamen Medikamenten zur Verfügung. Je früher Sie jedoch mit Ihren Beschwerden in die ärztliche Praxis kommen, desto besser ist es.

Behandlung von Durchblutungsstörungen

Je früher behandelt wird, desto größer sind die Chancen auf Heilung.

Sofern Sie unter venösen oder arteriellen Durchblutungsstörungen in den Beinen leiden, sollten Sie als erstes Ihren Arzt aufsuchen, um sich kompetent beraten zu lassen. Denn nur wenn die genaue Ursache der Durchblutungsstörungen bekannt ist, also geklärt ist, ob sie venösen oder arteriellen Ursprungs ist, kann man eine effiziente Behandlung beginnen. Für alle diesbezüglichen Erkrankungen gilt: Je früher behandelt wird, um so größer sind die Erfolgsaussichten. Venenleiden sind immer chronische Erkrankungen, die unbehandelt stetig fortschreiten und zu schwerwiegenden Komplikationen führen können.

Ziel ist in diesen Fällen oftmals nur noch, eine weitere Verschlechterung, wie die Bildung von Geschwüren, zu verhindern. Dieser Leitsatz gilt auch für arterielle Durchblutungsstörungen. Auch hier ist es sinnvoll, schon in einem früheren Stadium einzugreifen, um ausgeprägte Verkalkungsareale zu verhindern. Venöse Erkrankungen werden mit Kompressionstherapie, Verödungsbehandlung und Operation behandelt. Bei arteriellen Durchblutungsstörungen werden heutzutage vor allem die intervenierenden Therapiemöglichkeiten, d.h. Behandlungen durch einen feinen Katheter im Bein, durchgeführt.

Selbstverständlich spielt aber auch die Operation, d.h. die Bypass-Operation, nach wie vor eine große Rolle, um die Arteriosklerosefolgen zu mildern.

Nach einer gewissen Gewöhnungszeit empfinden die Patienten die Kompression als angenehm und nützlich. Der Patient ist so lange vor Venenkomplikationen geschützt, wie er die Kompressionsbehandlung konsequent durchführt.

Kompressionstherapie mit Verbänden und Strümpfen

Unter Kompressionstherapie versteht man eine Druckbehandlung der Beine mit Hilfe von Verbänden oder Kompressionsstrümpfen. Dabei werden die erweiterten Venen mit ihren nicht mehr schluß-

fähigen Venenklappen aneinandergedrückt, so daß sich die Venenklappen wieder annähern und schließen können. Durch diese Unterstützung können sie ihre Ventilfunktion wieder erfüllen, und
Gewebswasser, venöses Blut, Entzündungsstoffe und Schlacken
werden aus dem Bein abtransportiert. Schwellungen bilden sich
rasch zurück, Entzündungen heilen ab und offene Beine schließen
sich wieder.

Heilende Wirkungen

Bewegt sich der Patient nun noch ausreichend, dann wirkt die moderne Kompressionstherapie besonders gut. Denn erst wenn die
Wadenmuskelpumpe zusätzlich bewegt und angeregt wird und
sich die Muskeln zusammenziehen, zeigt die Kompressionstherapie – ob nun mit Verbänden oder einem Strumpf – so richtig ihre
Wirkung. Wird sie beispielsweise nach Krampfaderoperationen,
Verödungsbehandlungen, bei Venenentzündungen und Thrombosen, bei Schwellungszuständen der Beine und ausgeprägten Hautveränderungen bei chronischer Venenstauung bis hin zum offenen
Bein eingesetzt, zeigen sich häufig schnelle Erfolge. Grundsätzlich
sollte für jeden Patienten ganz individuell die optimale Kompressionsbehandlung erarbeitet und festgelegt werden.

Als Faustregel dabei gilt: In den ersten Tagen und Wochen einer
Entstauungsbehandlung empfiehlt sich zur Therapie ein Kompres-
sionsverband, bis die Haut abgeschwollen und frei von Ödemen ist.
Dann kann auf einen Kompressionsstrumpf gewechselt werden,
der im Gegensatz zum selbstgewickelten Verband den Druck am
Bein wesentlich besser verteilt. Der Strumpf hat noch weitere Vorteile: Man ist modisch nicht eingeschränkt und im Gegensatz zu
den elastischen Binden rutscht er nicht und kann auch problemlos
an- und ausgezogen werden. Für Patienten, die z. B. aufgrund einer
Fingerarthrose Schwierigkeiten haben, den straffen Strumpf anzu-
legen, gibt es inzwischen eine Reihe an industriellen Hilfsmitteln,
die das An- und Ausziehen eines Kompressionstrumpfes erleich-
tern.

Den Erfolg einer Kompressionsbehandlung kann der Patient selbst feststellen, wenn die Beinschwellung zurückgeht. Wickelt er falsch, entweder zu schwach oder oben stärker als unten, wird die Schwellung zunehmen.

Kompressionsverbände

Verbände können leicht vom Patienten selbst angelegt werden, nur in speziellen Fällen empfehlen sich sogenannte Fixverbände. Das sind Verbände aus klebenden Materialien, die Tag und Nacht am Bein verbleiben. Verbände bestehen aus unterschiedlichen Materialien wie Pflaster, Zinkleim und anderen elastischen Wickelgeweben. Sofern Sie Ihre Beine selber wickeln, sollten Sie hiermit morgens im Bett beginnen, da die Beine zu diesem Zeitpunkt noch nicht angeschwollen und schlank sind. Wie Sie Ihren Verband anlegen, spielt keine so große Rolle, solange er die gewünschte Wirkung hat. So sollte z. B. ein offenes Bein unter der Verbandsbehandlung abheilen.

Lassen Sie sich die richtige Wickeltechnik zunächst von einem Arzt oder vom Pflegepersonal zeigen und üben Sie erst einmal in deren Beisein.

Beginnen Sie mit dem Wickeln am Fuß und führen Sie den Verband bis zum Knie oder der Leiste. Der Druck sollte im Fuß- und Knöchelbereich am höchsten sein und dann langsam nach oben in Richtung Herz abnehmen. Am geeignetsten sind Kurzzugbinden (unter einer Kurzzugbinde versteht man eine Venenbinde, die sich nicht sehr auseinanderziehen läßt – im Gegensatz zu Langzugbinden, die sich um ein Vielfaches dehnen lassen). Sofern Sie einen Wickel benötigen, empfiehlt es sich, sich die ersten Verbände vom Arzt oder vom Pflegepersonal zeigen und anlegen zu lassen, und dann in deren Beisein zu üben. Ein Verband sieht von außen sehr einfach aus, doch man benötigt viel Übung, bis man einen optimalen Verband mit guten Druckverhältnissen an einem Bein anlegen kann.

Bild rechte Seite: Wickeln – leicht gemacht: Beginnen Sie an der Fußinnenseite (a) und wickeln Sie um die Ferse nach innen (b), dann über den Vorfuß einmal herum (c), zurück (d) dann Tour um Tour nach oben (e-f). Unterhalb des Knies beenden Sie den Verband mit einer Rund- und Achtertour (g).

Vermeiden Sie beim Wickeln Faltenbildung, ungleichen Druck und auch zu lockeres Anlegen. Hierdurch kommt es nämlich zu Schnürfurchen, lokalen Stauungen und Schmerzen. Das gleichmäßige Anlegen einer Binde am Bein ist der Garant für den Erfolg. Sofern Sie den Verband richtig angelegt haben, werden Sie ein angenehmes Gefühl im Bein empfinden, das Sie bald nicht mehr missen möchten. Ihre Beine fühlen sich wesentlich leichter an, das Gehen funktioniert wieder problemlos, Schmerzen in der Wade lassen nach, und der Fuß bleibt rosig und warm.

Als Anhaltspunkt für das Wickeln Ihrer Beine dient die Anleitung nach Prof. Sigg, einem erfahrenen Venenspezialisten. Beginnen Sie mit dem Verband an der Fußinnenseite auf dem Fußrücken und rollen Sie die Binde zuerst um den Fuß, dann um die Ferse, dann zurück zum Fuß und von dort über den Knöchel. Achten Sie darauf, daß der Fuß beim Wickeln in einer 90-Grad-Stellung verharrt, da sonst Falten und Schnürfurchen entstehen können. Außerdem dürfen keine unverbundenen Stellen am Bein übrig bleiben. Ab der Ferse verläuft die Binde dachziegelartig bis unterhalb des Knies, wobei sie sich bei jeder Runde zur Hälfte überlappt. Im Kniebereich erfolgt die Fixierung der Binde mit Hilfe von Klammern oder einem Pflaster.

Idealerweise führt man bei schweren Durchblutungsstörungen die Kompressionstherapie mit einer zweiten Binde am selben Bein durch, die dann von innen nach außen gewickelt wird. Sofern Sie einen Verband bis zur Leiste benötigen, müssen Sie nach dem Dachziegelverfahren den Verband bis zur Leiste hochfahren. Dabei sollten Sie Ihren Beinverband so anlegen, daß im Bereich der Knöchelregion der höchste Druck herrscht und am Oberschenkel der tiefste. Nur so ist eine wirkliche Entstauung der venösen Flüssigkeit gewährleistet. Für den Patienten ist die Frage wichtig, ob er nach Abheilung eines Unterschenkelgeschwürs auf Verband und Strumpf verzichten kann. Die Antwort lautet: Nein. Es würde nach Absetzen der Kompressionsbehandlung erneut zu einer chronischen Beinschwellung und anschließend zum Geschwür kommen. Nach einer tiefen Venenthrombose oder einem Venengeschwür ist also eine lebenslange vorbeugende Kompression nötig.

Der Kompressionsstrumpf – modernste Materialien machen ihn für jedermann tragbar

Die Zeiten sind vorbei, in denen der Kompressionstrumpf ein dickes braunes noppenbehaftetes Ding war, in das man am Morgen erst gar nicht hineinkam. Moderne elastische Materialien, die heute vor allem aus Baumwoll- oder Mikrofasergeweben bestehen,

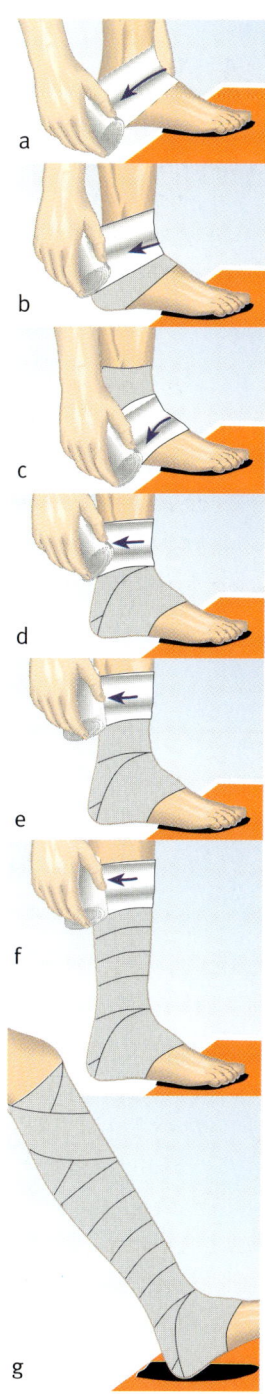

a

b

c

d

e

f

g

bringen einen optimalen Tragekomfort für den Patienten bei bestmöglicher Kompressionswirkung. Der Kompressionsstrumpf verteilt den Druck richtig am Bein, beginnend am Knöchelbereich des Unterschenkels bis zum Knie oder bis zum Oberschenkel. Der Kompressionsstrumpf benötigt am Morgen etwa 5 bis 10 Minuten zum Anziehen und abends noch einmal 5 Minuten zum Ausziehen, doch im Gegensatz zu häufig rutschenden Kompressionsverbänden hält der Strumpf den ganzen Tag.

Kompressionsstrümpfe sind auch als vorbeugende Maßnahme bei bestimmten Berufsbildern geeignet, um ein Venenleiden erst gar nicht entstehen zu lassen.

Sowohl bei erblicher Vorbelastung als auch bei entsprechenden stehenden oder sitzenden Berufen können Kompressionsstrümpfe auch vorbeugend eingesetzt werden, um ein Venenleiden gar nicht erst entstehen zu lassen. Und auch schwangere Frauen können von den Vorteilen eines individuell angefertigten Kompressionsstrumpfes vorbeugend profitieren. Dabei soll an dieser Stelle noch einmal betont werden: Die wichtigste Maßnahme zur Vorbeugung eines Venenleidens und seiner Folgen ist die Kombination aus Kompressionsbehandlung mit kräftigem Ausschreiten und Marschieren (Venenwalking), weil hierbei die Muskel-Venen-Pumpe aktiviert wird.

Stärkenklasse festlegen

Das jeweilige Krankheitsbild bestimmt die Stärke eines Kompressionsstrumpfes, d.h. die Kompressionsklasse. Dies muß der Arzt festlegen. Sie werden am besten morgens angemessen, wenn noch entstaute Verhältnisse vorhanden sind. In über 90 Prozent der Fälle wird der Arzt aufgrund standardisierter Meßverfahren einen Konfektionsstrumpf verordnen. Nur bei wenigen Ausnahmen ist es unbedingt notwendig, einen Kompressionsstrumpf individuell für den Patienten anfertigen zu lassen.

Anschließend können Sie in der Apotheke nach geeigneten Kompressionsstrümpfen fragen. Lassen Sie sich möglichst viele Materialien zeigen, und entscheiden Sie sich für das angenehmste. Ein Kompressionsstrumpf sollte nämlich so passen, daß Sie ihn mit Freude tragen.

Moderne Kompressionsstrümpfe sind heutzutage kaum noch von Leggings oder modischen Strumpfhosen zu unterscheiden. Wichtig bei alldem ist jedoch, daß Sie die Kompressionsbehandlung auch konsequent durchführen. Der schönste Strumpf hilft nicht, wenn Sie ihn nicht tragen.

Umgang mit Kompressionsstrümpfen

- Lassen Sie sich am besten zwei Paar Kompressionsstrumpfhosen oder jeweils zwei Paar Kompressionsstrümpfe verschreiben, damit Sie immer einen Strumpf waschen können, während Sie den anderen tragen.
- Lassen Sie sich das An- und Ausziehen Ihres Kompressionsstrumpfes ganz genau vom Fachpersonal zeigen, bei dem Sie den Kompressionsstrumpf erwerben.
- Benutzen Sie die beigelegte Anziehhilfe – ein seideähnlicher Gleiter, über den der Kompressionsstrumpf im Vorfußbereich hinüberrutscht.
- Tragen Sie Gummihandschuhe beim An- und Ablegen Ihres Kompressionsstrumpfes, um Löcher zu vermeiden.
- Pflegen Sie Ihre Kompressionsstrümpfe bei Körpertemperatur, d.h. ca. 30 ° C, mit einem Feinwaschmittel.
- Trocknen Sie anschließend den Kompressionsstrumpf auf Ihrer Heizung oder an der Luft (nicht im Wäschetrockner!).

Der Umgang mit Kompressionsstrümpfen ist heute einfacher als das Wickeln, wenn Sie dabei ein paar Grundregeln beachten.

Verödungsbehandlung – immer noch topaktuell

Unter Verödungsbehandlung versteht man das Injizieren eines Verödungsmittels in die Krampfader – auch Sklerotherapie genannt. Diese Methode nimmt zur Zeit wieder einen großen Stellenwert bei der Behandlung von Venenerkrankungen ein, da sie einfach durchführbar, kostengünstig und so gut wie nebenwirkungsfrei ist.

Speziell bei der Behandlung kleinerer Krampfadern wie Netzvenen und Besenreiser ist die Verödungstherapie die Behandlung der Wahl. Aber auch bei älteren Patienten, denen man keinen Krankenhausaufenthalt mehr zumuten möchte, können dickvolumige Krampfadern verödet werden. Das Wirkprinzip ist recht einfach:

Das Krampfadergefäß wird mit Hilfe einer Spritze und einer feinen Nadel punktiert; dabei wird ein spezielles Medikament eingespritzt, das zu einer Entzündung der Venenwände führt. Der nachfolgend angelegte Druckverband bewirkt eine Verklebung der entzündeten Venenwände – die Krampfader ist verschwunden. Dieser Prozeß dauert allerdings Wochen bis Monate, wobei für ein bis zwei Monate eine Kompressionstherapie mit Verbänden oder Strümpfen unbedingt notwendig ist, um langfristig ein gutes Resultat zu erhalten. Auch heute ist die Verödungsbehandlung die Therapie der ersten Wahl in der Behandlung von Venenerkrankungen, die vor allem in Kombination mit der Operation, der Kompressionstherapie und dem Laser die besten kosmetischen, aber auch funktionellen Langzeitresultate zeigt.

Je nachdem, wie groß die behandelten Gebiete sind, ist es manchmal notwendig, ein bis zwei Wochen nach einer Behandlung

> Auch nach der Verödung muß für eine gewisse Zeit ein Druckverband getragen werden.

Verödungsbehandlungen

Heute ist es unproblematisch, Verödungsbehandlungen mehrmals durchführen zu lassen. Auch die Möglichkeit einer Operation nach einer Verödungsbehandlung ist weiterhin gegeben.

Verödungsbehandlungen können mehrmals hintereinander durchgeführt werden, sie sind so gut wie schmerzlos und belasten den Organismus kaum.

Oftmals hält sich noch das Gerücht, daß nach einer Verödungsbehandlung die Krampfadern nicht mehr operiert werden können. Dies ist absolut falsch. Krampfadern lassen sich problemlos auch mehrfach sklerosieren, wenn es notwendig ist. Auf den Erfolg einer später durchzuführenden Krampfaderoperation hat diese Vorbehandlung so gut wie keinen Einfluß!

verklumptes Blut aus den entzündeten Venen mit Hilfe eines kleinen Schnittes zu entfernen. Ansonsten kann es als einzige Nebenwirkung zu leichten Hautveränderungen (Überverfärbung) in diesem Bereich kommen. Diese Verfärbungen können vor allem bei kosmetischen Ansprüchen der Patienten lästig sein.

Ansonsten stellt die Verödungsbehandlung eine kosmetisch sehr schöne Behandlungsalternative dar, weil keine Narben zurückbleiben. Die Einstiche verheilen unsichtbar. Einziger Nachteil der Behandlung: Die verklebten Venenwände werden nicht immer vollständig vom Körper abgebaut, sondern bei größeren verklebten Venen kann es im Laufe der Jahre zu einer Wiedereröffnung kommen mit dem Erfolg, daß sich Krampfadern an der selben Stelle neu bilden. In diesen Fällen kann problemlos eine erneute Verödnungsbehandlung vorgenommen werden.

Unter kosmetischen Gesichtspunkten ist die Verödungsbehandlung durchaus zu empfehlen. Es kann allerdings nach Jahren zu erneuten Krampfadern kommen, die dann wieder verödet werden müssen.

Sklerotherapie – ideal bei Besenreisern

Besenreiser werden auch heute noch vor allem mit der Sklerotherapie behandelt, gegebenenfalls ergänzt durch die operative Sanierung einer eventuell in das Gebiet drainierenden insuffizienten großen Hauptstammvene. Nur wenn – trotz mehrfacher Sklerotherapie an gleicher Stelle – kleine Reste übrig bleiben, dann ist eine Laserbehandlung angezeigt.

Angioplastie – ohne Operation die Arterien entkalken

Verkalkungen in den Arterien (Arteriosklerose) lassen sich seit kurzer Zeit ohne Operation beseitigen. Dieses Verfahren nennt man Angioplastie. Hierzu wird ein Katheter, ein kleines Plastikröhrchen, von der Leiste aus in die Arterie hineingeschoben. Mit Hilfe der Röntgenkontrastmitteluntersuchung und einer speziellen Drahttechnik kann der Katheder dann genau an die Stelle gebracht werden, an der die verengenden Verkalkungen entfernt werden sollen. Am verengten Gefäßabschnitt wird dann ein kleiner Ballon, der an

Die sog. Ballondilatation verdrängt die Ablagerungen an der Gefäßwand. Sie ist oft erfolgreich.

Angioplastie

Der Eingriff ist in über 90 Prozent der Fälle erfolgreich. Das eingeengte Gefäß wurde ausreichend erweitert. Allerdings muß in etwa einem Drittel der Fälle damit gerechnet werden, daß die Einengung wieder auftritt.

Die Angioplastie kann oftmals ambulant oder kurzstationär durchgeführt werden. Außer einer kleinen lokalen Betäubung im Leistenbereich ist keine größere Narkose notwendig. Dieser Komfort für den Patienten, aber auch die ungeheuren Möglichkeiten haben dazu geführt, daß sich die Angioplastie weltweit durchgesetzt hat. Vor 30 Jahren entwickelt, wurde dieses Verfahren bis vor kurzem nur an den großen medizinischen Zentren durchgeführt. Inzwischen kann diese Methode auch in kleineren Krankenhäusern eingesetzt werden. Operationen an den Arterien sind in den letzten Jahren durch die Angioplastie immer weniger oft nötig.

der Spitze des Katheters angebracht ist, vorsichtig soweit aufgeblasen, bis die Kalkspange aufbricht und der Durchmesser des Gefäßes wieder normal ist. Dieses Verfahren läßt sich an vielen Stellen der Arterien durchführen und erlaubt es, auch größere Gefäßverschlüsse wieder durchgängig zu machen. In schwierigen Gefäßgebieten, in denen ein Wiederverschluß droht, werden heute sogenannte Stents plaziert; das sind kleine Metalldrahtgeflechte aus Titan, die an Ort und Stelle im Gefäß entfaltet werden und die Arterie für den Blutfluß durchgängig halten.

Minimal invasive Operationsmethoden

Moderne Knopfloch-Chirurgie mit unsichtbaren Narben

Die Operation gilt heutzutage als Hauptbehandlung größerer Krampfadern. Modernste Verfahren mit knopflochähnlichen Minischnitten, die nur noch verklebt werden, garantieren einen schmerzfreien postoperativen Verlauf und führen zu optimalen kosmetischen Ergebnissen, so daß die Verödungstherapie der großen Krampfadern weitestgehend aufgegeben wurde. Allerdings ist die Operation von Krampfadern besonders erfolgreich, wenn sie mit der Kompressionstherapie, der Sklerotherapie und der Laserbehandlung kombiniert wird. Die Kunst besteht darin, für jeden Patienten eine auf ihn zugeschnittene Kombination aus den genannten Behandlungsmethoden zu wählen. Hiermit wird funktionell wie auch kosmetisch ein bestmögliches Resultat erzielt, das auch langfristig hält. Voraussetzung für eine derartigen Therapie ist jedoch die ausführliche Untersuchung des Patienten mittels farbkodierter Duplexsonographie und Infrarotmessung.

Entscheidend ist, für jeden Patienten eine individuell ausgerichtete Behandlungsmethode zu finden.

So viel wie nötig, so wenig wie möglich

Vor jeder Operation muß mit Hilfe dieser Untersuchungsmethoden geklärt werden, wo die erste Venenklappe zu finden ist, die nicht mehr schließt. Sie ist die Ursache für den venösen Rückfluß in das Bein. Dieser Ursprung einer Krampfader ist gar nicht immer so leicht aufzufinden. Allerdings sind die neuesten Untersuchungsmethoden, die eine Beurteilung auch der tieferliegenden Krampfadern erlauben, inzwischen so sicher, daß der Anfang einer jeden Krampfaderbildung gut aufzufinden ist. Oftmals findet sich die erste nicht mehr schließende Venenklappe in der Leiste, auch wenn die Krampfadern erst am Unterschenkel sichtbar sind. In so einem Fall wird dann in der Leiste operiert, um die tieferliegenden Krampfadern dauerhaft zum Verschwinden zu bringen. Heute ist man bestrebt, funktionierende Beinvenen so weit als möglich zu erhalten und sie nicht operativ zu entfernen. Sie könnten nämlich im Falle eines notwendigen herzchirurgischen Eingriffes (Bypass) als Bypassersatzmaterial dienen. Die Devise heißt: So viel Venenmaterial wie nötig, so wenig wie möglich operativ aus dem Bein zu entfernen.

Dank der modernen Untersuchungsverfahren ist es möglich, den Ursprung der Krampfader zu lokalisieren – also genau jene erste Venenklappe, die nicht mehr richtig schließt.

Stripping und Miniphlebektomie

Stripping und Miniphlebektomie (Häkchenmethode) sind die bekanntesten Verfahren, die sich zur dauerhaften operativen Krampfaderentfernung durchgesetzt haben. Unter der Stripping-operation versteht man das Absetzen des großen Venenstammes, d.h. der großen Rosenvene, z.B. in der Leiste. Dabei wird in das ausgedehnte, nicht mehr funktionierende Venenrohr eine Sonde, der sogenannte Stripper, eingeführt, der im Unterschenkelbereich wieder mittels eines zweiten Hautschnittes nach außen gebracht wird. Die Vene kann nun von der Leiste bis zu dem zweiten kleinen Schnitt am Unterschenkel als ganzes aus dem Bein gezogen werden, ohne weitere Schnitte anbringen zu müssen. Im Bereich der Leiste, wie auch am Unterschenkel, sind die Operationsschnitte heute nur noch wenige Millimeter breit, so daß man von einer minimal-invasiven Knopfloch-Chirurgie sprechen kann. Beim Stripping der kleinen Rosenvene wird ebenfalls ein Schnitt in der Kniekehle angelegt und der Stripper im Knöchelbereich herausgeführt. Hier kann die Vene vom Knöchel bis zur Kniekehle problemlos herausgezogen werden, ohne daß weitere Schnitte notwendig werden. Die Schnitte werden anschließend mit speziellen Pflastern oder einem Hautkleber verklebt. Ein Vernähen der Wunde entfällt, und es müssen auch keine Fäden mehr gezogen werden.

Neben dem Strippingverfahren hat sich die Häkchenmethode durchgesetzt, die oftmals auch ambulant in der Praxis durchgeführt wird. Über winzige, kaum sichtbare Schnitte wird ein hakenähnliches Miniinstrument durch die Haut eingeführt, in das sich die Krampfader verhakt. Nun kann die Vene durch diesen kleinen Schnitt nach außen gezogen werden. Auch diese kleinen zürückbleibenden Minischnitte brauchen nicht mehr genäht zu werden. Ein Klebeverfahren mit Pflastern oder hautfreundlichem Klebematerial führt hier zu unsichtbaren Wundheilungen.

Die Endoskopie

Mit Hilfe der Endoskopie werden eine winzige Kamera und kleinste chirurgische Instrumente am Unterschenkel unter die Haut gebracht. Die Behandlung der Krampfadern kann nun unter Videokontrolle durchgeführt werden. Für die Endoskopie benötigt man nur einen kleinen Schnitt im Kniebereich, und trotzdem ist eine

Auch für die Operationsmethoden gilt, daß hier je nach Patient und seinem individuellen Krampfaderbefund die richtige Mischung aus diesen Verfahren herausgesucht werden muß, um ein bestmögliches Ergebnis zu erreichen.

wirksame Behandlung von Krampfadern bis zum Unterschenkel möglich und auch problemlos durchführbar.

Narkose oder lokale Betäubung

Die modernen Operationsverfahren erlauben es, daß der Patient nur noch über Nacht im Krankenhaus bleibt oder sogar am selben Tage nach Hause gehen kann. Nur noch selten sind tagelange Krankenhausaufenthalte notwendig. Auch die Betäubungsform hat sich gewandelt: Eine Vollnarkose wird nur noch in den seltensten Fällen gegeben. Allgemein hat sich bei der Operation der großen Krampfadern die Regionalanästhesie, also die rückenmarksnahe Spinal- oder Periduralanästhesie, durchgesetzt, die den Patienten ab dem Bauchnabel bis zu den Beinen schmerz- und gefühllos macht. Dabei bleibt der Patient bei vollem Bewußtsein. Daneben ist es oftmals möglich, Krampfadern in lokaler Betäubung zu operieren. Dabei werden die zu operierenden Bereiche zuvor durch Spritzen mit Betäubungsmitteln unempfindlich für Schmerzreize gemacht. Die operative Situation in der Krampfaderbehandlung hat sich damit deutlich verbessert.

Ambulantes Operieren ist heute bei der Krampfaderoperation an der Tagesordung. Nur in ganz seltenen Fällen ist eine Vollnarkose nötig.

Merke

Eine Krampfaderoperation kann heute unter Teilnarkose oder sogar lokaler Betäubung durchgeführt werden. Ein Krankenhausaufenthalt ist nur in seltenen Fällen notwendig. Das Stripping eignet sich für Krampfadern im Verlauf der großen und kleinen Rosenvene und bedarf nur zweier kleiner Schnitte (Knopfloch-Chirurgie).

Risiken der Operation

Die moderne Varizen-Chirurgie, sei es mittels Strippingverfahren oder Häkchenmethode (Phlebektomie) läßt sich risikoarm und so gut wie ohne Komplikationen durchführen, vorausgesetzt der Ope-

Die Operationen an den Venen können heute weitgehend ohne die üblichen Nebenwirkungen durchgeführt werden.

rateur ist auf diesen Eingriff spezialisiert: Die Narben sind klein und kaum sichtbar und stellen somit kein nennenswertes Risiko dar. Auch Infektionen, die sonst ein Operationsrisiko sind, treten ausgesprochen selten auf. Die einzig nennenswerte Komplikationsmöglichkeit sind leichte Irritationen der Hautnerven. Diese werden während der Krampfadernentfernung gereizt, und so kann es nach der Operation zu leichten Gefühlsstörungen kommen. Allerdings bilden sich diese Mißempfindungen meist rasch wieder zurück. Natürlich entstehen nach der Operation kleinere Blutergüsse im Bein, die nach wenigen Wochen aber vollständig verschwunden sind.

Damit alles richtig abheilen kann, müssen nach der Operation zwei bis sechs Wochen lang Kompressionsstrümpfe getragen werden. Unterstützend kann in dieser Phase auch Arnika zur besseren Blutergußabheilung eingesetzt werden. Auch eine hochdosierte Enzymtherapie, z. B. mit Phlobenzym, hilft bei der raschen Wundheilung.

Wo fließt das Blut nach einer Krampfader-Operation hin?

Das Venensystem am Bein ist ein in sich verschachteltes Netzwerk, und so läßt sich problemlos ein Teilbereich einer Vene entfernen, ohne daß es zu Blutstauungen kommt. Das Venenblut findet genug andere Venenäste, in denen es in Richtung Herz abfließen kann. Ganz im Gegenteil: Krampfadern schädigen dauerhaft die tiefen Venen, die sich rasch erholen, wenn die Venenstücke entfernt werden, in denen das Blut in die falsche Richtung fließt.

Operation der Arterien – Bypass

Wenn weder Maßnahmen aus dem Bereich der Naturheilverfahren, noch medikamentöse Behandlungsversuche, noch die Angioplastie bei Durchblutungsstörung der Arterien (Arteriosklerose) erfolgreich sind, ist die Operation die Behandlungsmethode der Wahl. Ziel jedes Eingriffes ist es, das verschlossene

Die Bypass-Operation

Die Bypass-Operation ist häufig ein großer operativer Eingriff, der auch mit Komplikationen verbunden sein kann, die eine Narkose und eine längere Operationszeit bedingen. Nicht selten ist eine Zweit- oder Dritt-Operation notwendig, bis das Blut wieder normal fließt. Bypass-Operationen sind aber Routineeingriffe geworden, die von beinahe jedem Krankenhaus problemlos durchgeführt werden.

Durch eine Bypass-Operation lassen sich die Durchblutung des Herzmuskels verbessern und Beschwerden beseitigen. Auch ein Infarkt bei drohendem Verschluß eines eingeengten Gefäßes kann damit verhindert werden. Nach einer solchen Operation sind etwa 90 Prozent der Patienten beschwerdefrei.

Arterienstück mit einer Umleitung aus Venen oder Kunststoffmaterialien zu umgehen und somit wieder einen reibunglosen Blutfluß zu ermöglichen. Diese Uberbrückung wird Bypass genannt. Dabei spielt es keine Rolle, ob Herzkranzgefäße überbrückt oder verengte und verschlossene Beinarterien umgangen werden. Als Bypassmaterial wird gerne auf körpereigene Gefäße zurückgegriffen, wie z. B. gesunde Venen aus dem Bein. Nur wenn das nicht möglich ist, werden Kunststoffe wie Dacron verwendet. Das Risiko einer solchen Operation ist gering, dafür ermöglicht sie dem Patienten häufig, wieder ein normales Leben zu führen.

Lyse – Blutgerinnsel einfach auflösen

Haben sich in Arterien frische Blutgerinnsel gebildet, die den Fluß des Blutes unterbrechen, so können diese Gerinnsel mit speziellen Medikamenten aufgelöst werden. Die dabei verwendeten Substanzen werden Fibrinolytika genannt. Sie können mit Hilfe des Katheters direkt an die verschlossene Stelle in der Arterie gespritzt werden, oder auch als Infusion in eine Armvene gegeben werden. In diesem Fall wirken sie dann im ganzen Körper. Diese sogenannte Lysetherapie ist leider nicht immer erfolgreich und muß in Einzelfällen abgebrochen werden, wenn sich Blutungen an anderen Organen einstellen.

Die verwendeten Medikamente sind in der Lage, alle frischen Gerinnsel im Körper aufzulösen. Dabei kann es allerdings auch zu Blutungen in bestimmten Organsystemen kommen.

Auch bei tiefen Venenthrombosen wird die Lyse mit den selben Substanzen eingesetzt, wie sie für arterielle Blutgerinnselverstopfungen zur Verfügung stehen. Entscheidend für die Lyse ist hier, daß die Thrombose nicht älter als zwei bis vier Tage ist, weil danach ein Auflösungsversuch des Gerinnsels nicht mehr gelingt.

Lasertherapie – mit Geräten neuester Generation zum Erfolg

Ein Laser ist eine spezielle Lichtquelle, die gebündeltes Licht, also Licht einer einzigen Wellenlänge, produziert. Demgegenüber erzeugt z. B. eine normale Glühbirne Licht sehr unterschiedlicher Wellenlängen, und gibt dieses Licht auch in alle Richtungen gleichmäßig ab. Bei einem Laser hingegen wird das Licht zusätzlich gebündelt und nur in eine einzige Richtung abgegeben. Konsequenz: Ein Laserstrahl trifft auch nach einer gewissen Strecke als Lichtpunkt auf und erhellt den Raum nicht. Dabei können die Laserstrahlen sehr unterschiedliche Energiedichte haben, und sie werden in der Medizin in verschiedenen Bereichen zum Schneiden und Veröden eingesetzt.

Aus der modernen Medizin ist die Laserbehandlung nicht mehr wegzudenken!

Um einen Laserstrahl zu erzeugen, werden spezielle Materialien eingesetzt, durch welche die Wellenlänge des Laserlichtes genau festgelegt ist. Diese Stoffe können gasförmig oder fest sein und geben dem Laser seinen Namen: Argon-, Kohlendioxid-, Helium- oder Diodenlaser. Diese Geräte haben sich zur Behandlung von Durchblutungsstörungen inzwischen etabliert.

Zur Behandlung von Krampfadern haben sich der Diodenlaser und die laserähnliche Blitzlampentechnik (Elipse) durchgesetzt. Das energiereiche Licht wird von den kleinen Krampfadergefäßen bevorzugt aufgenommen, die sich hierdurch stark erhitzen und somit veröden, also schrumpfen. Die gesunde helle Haut um die Gefäße herum bleibt verschont.

Die Blitzlampensysteme wie die Elipse haben sich besonders auch deshalb erfolgreich durchgesetzt, weil neben der Behandlung

Mit Laser gegen Besenreiser

Vor allem bei der Behandlung von Besenreisern ist der Laser sehr erfolgreich. Die besten Ergebnisse werden erzielt, wenn die Laserbehandlung mit anderen Therapien kombiniert wird: also die Minioperation, die Verödungstechnik und das Laserlicht zusammen zum Einsatz kommen. Diese Kombination erbringt den kosmetisch schönsten und funktionell wirkungsvollsten Erfolg.

Die Behandlung der Besenreiser kann mit einem Verödungsmittel erfolgen, wobei das optische Ergebnis nicht immer zufriedenstellend ist. Die Kombination mit einem Laser bringt die besten Erfolge.

von Krampfadern eine dauerhafte Haarentfernung an allen Stellen des Körpers möglich ist – ein kosmetischer Nebeneffekt, den viele Frauen zu schätzen wissen.

Neben den erwähnten energiereichen Lasersystemen gibt es in der Medizin auch Laseranwendungen, bei denen mit sehr geringer Energie gearbeitet wird – sogenannte Softlaser. Bei diesen Geräten trifft der Laserstrahl auf eine ganz bestimmte Art und Weise auf die Behandlungsfläche auf. Ziel ist es, Strukturen im Organismus nicht zu zerstören, sondern – ganz im Gegenteil – ihre Stoffwechselaktivität anzuregen und zu verbessern.

Ähnlich wie bei der Magnetfeldtherapie geschieht dies dadurch, daß man mit Hilfe des Laserstrahls die zu behandelnden Zellen mit einer ganz bestimmten Frequenz anregt. Dabei soll die Eigenfrequenz dieser Zellen getroffen werden. Man spricht dann von einem Resonanz-Phänomen. Bringt man eine Zelle mit ihrer eigenen Lebensfrequenz verstärkt zum Schwingen, so kann man hierdurch die Sauerstoffverwertung verbessern und die Stoffwechselabläufe optimieren. Die Zellen teilen sich schneller mit der Folge, daß eine Entzündung schneller ausheilt, sich eine Wunde besser schließt und ein Infekt rasch überwunden werden kann. Aus der naturheilkundlichen Praxis ist die Softlaserbehandlung kaum mehr wegzudenken, und sie bringt deutliche Vorteile für den Patienten bei der Behandlung von Geschwüren.

Softlaser verbessern die Sauerstoffverwertung der Zellen und helfen so, Infekte rascher zu heilen.

Der Softlaser

Naturheilkundliche Behandlung
Der Softlaser wird z. B. bei Schmerzen an den sogenannten Triggerpunkten angewendet. Mit dem Softlaser lassen sich auch Akupunkturpunkte ansprechen. Daneben wird der Softlaser vor allem bei Wundheilungsstörungen, wie chronischen Beingeschwüren eingesetzt. Hier erzielt man mit Hilfe des Softlasers eine rasche Abheilung der Geschwüre, vorausgesetzt es findet eine optimale Begleittherapie statt. Kaum eine naturheilkundliche Praxis kommt heute noch ohne einen Softlaser aus.

Die Blutverdünnung verbessert die Fließeigenschaften des Blutes.

Medikamentöse Therapie – unentbehrlich zur Unterstützung

Die Medizin kennt verschiedene Substanzen, die das Blut dünnflüssiger machen und somit erreichen, daß auch noch die feinsten Blutgefäße und Kapillaren besser durchblutet werden können. Diese Medikamente werden sowohl bei venösen als auch arteriellen Durchblutungsstörungen erfolgreich eingesetzt.

Das bekannteste Medikament, Marcumar (Sintrom), blockiert die Gerinnung. Das Blut gerinnt somit langsamer und wird dünnflüssiger. Dabei muß mit einem sogenannten Quick-Test regelmäßig kontrolliert werden, wie hoch der Grad der Blutverflüssigung gerade ist. Diesen Quick-Wert können Sie auch mit Hilfe eines kleinen Gerätes selbst bestimmen. Das Prinzip funktioniert ähnlich wie bei der Blutzuckerselbstbestimmung für Diabetiker. Dies gibt Ihnen ein großes Stück Lebensqualität zurück und ermöglicht eine sehr genaue Überwachung. Zudem wird Marcumar als Tablette eingenommen.

Der körpereigene Stoff Heparin ist ein klassisches Mittel zur Thromboseprophylaxe. Er wirkt sofort und ist gut steuerbar, kann aber leider nur als Infusion in die Vene oder unter die Haut gespritzt werden.

Heparin ist ein körpereigener Stoff, der ähnlich, aber wesentlich schneller als Marcumar wirkt. Allerdings muß Heparin gespritzt werden. Wenn Sie von Ihrem Arzt solche Medikamente bekommen, dann müssen Sie unbedingt einen Ausweis mit sich führen, den Sie bei jeder Behandlung – auch beim Zahnarzt – vorlegen müssen. Solche gerinnungshemmenden Medikamente sollten Sie ebenfalls nicht selbst anwenden. Falls unter der Behandlung Blutungskomplikationen auftauchen ist es sinnvoll, sofort die nächste Arztpraxis oder Klinik aufzusuchen oder den Notarzt zu informieren.

Acetylsalicylsäure (Aspirin) ist nicht nur ein sehr wirksames Schmerzmittel, sondern verringert auch die Klebrigkeit von Blutplättchen, der Abdichtungsfeuerwehr im Blut. Diese verkleben kleinste Verletzungen der Blutgefäße in Bruchteilen einer Sekunde und können als Überreaktion ein Blutgerinnsel, einen sogenannten Thrombus, bilden. Acetylsalicylsäure verhindert diese Wirkung der Blutplättchen mit dem Effekt, daß das Blut dünnflüssiger bleibt. Das Medikament sollte immer zu den Mahlzeiten eingenommen werden, denn es kann, wenn es auf leeren Magen genommen wird, Magenschleimhautentzündungen und Magen- und Zwölffingerdarmgeschwüre verursachen. Sprechen Sie mit Ihrem Arzt über die einzunehmende Mindestdosis, die zwischen 100 und 300 mg ASS über den Tag verteilt liegt. Aber Vorsicht: Bei Patienten mit Asthma bronchiale kann Aspirin einen Asthamanfall auslösen und muß dann wieder abgesetzt werden. Alle genannten Substanzen werden bei arteriellen Durchblutungsstörungen eingesetzt.

Eine Prävention mit ASS verhindert die Klebrigkeit der Blutplättchen.

Trotz guter Vorsätze zum Arzt

Auch wenn man sich bei der Anwendung von Venenmitteln besser fühlt – an den Beinen verändert sich nichts: weder verschwinden Krampfadern noch Hautveränderungen einer chronischen Venenstauung. Sie sollten daher vor einer Einnahme dieser Substanzen unbedingt mit ihrem Arzt gesprochen haben.

> Die meisten Venenmedikamente brauchen einige Tage, um wirken zu können.

Venenmittel sind in unüberschaubarer Zahl als Salben, Gelees und Tabletten erhältlich. Sie bestehen meistens aus pflanzlichen Extrakten, z. B. der Roßkastanie, des Stein- und Beinklees, des Mäusedorns, aber auch des roten Weinlaubes. Für viele dieser Substanzen wurde inzwischen der wissenschaftliche Beweis erbracht, daß sie venenkräftigend und abschwellend wirken.

Im Gegensatz zur Selbstbehandlung mit pflanzlichen Heilmitteln liegt der Vorteil dieser käuflichen Venenmittel in der standardisierten Wirksubstanz. Eine Tablette oder Kapsel enthält immer dieselbe Menge pflanzlicher Inhaltsstoffe in gleichbleibender Qualität, was z. B. bei selbstgemischten Kräutertees nicht garantiert ist. Diese Venenmittel empfehlen sich zur Behandlung von Schwellungen und Stauungen, bei Schwere- und Müdigkeitsgefühl in den Beinen besonders dann, wenn die Ursachen venöser oder lymphatischer Natur sind.

Venenmedikamente eignen sich als zusätzliche Behandlung neben dem Tragen eines Kompressionsstrumpfes. Sie werden gerne auch im Sommer eingesetzt, wenn die Patienten aufgrund der Temperaturen den Gummistrumpf nicht anlegen möchten. Mit ihnen läßt sich die wärmste Zeit des Jahres auch ohne die Kompressionsstrümpfe überbrücken. Wichtig ist zu wissen, daß Venenmedikamente meistens ein bis zwei Wochen benötigen, bis sich eine Wirkung zeigt. Die Nebenwirkungen dieser Arzneistoffe sind äußerst gering.

Alternative Behandlungsmöglichkeiten
Der Druckluftstrumpf – Entstauung und Entschlackung

Mit Hilfe des Druckluftstrumpfes wird eine wirksame Entstauung des Gewebes erreicht

Die Anwendung des Druckluftstrumpfes, die intermittierende Kompressionstherapie, verbessert venöse und arterielle Durchblutungsstörungen sowie lymphatische Stauungen nachhaltig. Hierbei handelt es sich um eine Therapieform, bei der um das gesamte Bein ein Spezialluftstrumpf gelegt wird, der Kammern enthält. In diese Kammern wird nun Luft geblasen, die danach wieder abgesaugt wird – ein Vorgang, der in einer bestimmten Abfolge 20 bis 30 Minuten lang wiederholt wird.

Mit der Druckluftstrumpftherapie wird eine wirksame Entstauung des Gewebes erreicht, indem die gestaute Flüssigkeit wie auch die Lymphe in Richtung Leiste gepreßt wird. Von hier aus kann sie besser in den Bauchraum abfließen. Und auch die Mikrozirkulation, d.h. die Durchblutung der kleinsten Kapillaren, wird deutlich gesteigert, deshalb sprechen arterielle Durchblutungsstörungen sehr gut auf diese Therapieform an.

Geräte zur intermittierenden Kompressionstherapie stehen in den Praxen spezialisierter Ärzte, sind aber auch für die Behandlung zu Hause erhältlich. Bei entsprechender Indikation und Verordnung durch den Arzt übernehmen die Krankenkassen die Behandlungskosten. Als angenehmer Nebeneffekt – und bei manchen Patienten auch nur deshalb eingesetzt – verbessern sich Cellulite und auch eine diffuse Beinschwellung nachhaltig. Bei jeder Behandlung können etliche Zentimeter Beinumfang verschwinden.

Sie können die Geräte zur intermittierenden Kompresionstherapie auch in Orthopädiefachgeschschäften erhalten. Damit läßt sich die Behandlung dann zu Hause fortsetzen.

Ozon- und Sauerstofftherapie

Ein Mensch kann nur wenige Minuten ohne Sauerstoff auskommen, denn Sauerstoff ist für den Stoffwechsel der Zellen lebensnotwendig. Er belebt das Gewebe und fördert die Durchblutung. Ozon unterscheidet sich vom reinen Sauerstoff durch seinen chemischen Aufbau. Ozon ist ein starkes Oxidations-, Bleich- und Entkeimungsmittel. Es wirkt entzündungshemmend, durchblutungsfördernd und verbessert auch die Stoffwechsellage.

Arterielle Durchblutungsstörungen und offene Beine lassen sich ideal mit Sauerstoff oder Ozon therapieren. Sauerstoff wird mittels Atemmasken oder Nasenschläuchen angeboten und eingeatmet. Ozon hingegen wird vor allem gespritzt oder als Infusion in die Blutbahn gegeben. Bei offenen Beinen kann die wunde Stelle mit einem Sauerstoffozongemisch begast werden. Sauerstoff und Ozonbehandlungen sind bei arteriellen und venösen Durchblutungstörungen ergänzende Behandlungsmethoden.

Enzymtherapie

In großen Untersuchungen konnte der Nachweis erbracht werden, daß Enzyme – richtig dosiert – durchaus antientzündlich (vergleichbar mit Kortison) wirken.

Enzym	Herkunft	Wirkung
Bromelain	Ananas	blutverdünnend antientzündlich
Chymotrypsin	aus der Bauchspeicheldrüse	blutergußauflösend antientzündlich wundheilend
Trypsin	aus der Bauchspeicheldrüse von Rindern oder Schweinen	löst verklumptes Blut auf, blutverdünnend, wundsäubernd, wundheilend

Enzyme – die Therapie der Zukunft

Enzyme sind Substanzen, die teilweise vom Körper selbst hergestellt werden, teilweise zugeführt werden müssen. Sie kommen im menschlichen Organismus nur in geringen Spuren vor, sind aber für eine optimale Funktion der Stoffwechselvorgänge unverzichtbar. Ihre Wirkung läßt sich mit dem Turboeffekt eines Motors vergleichen.

Bei der medizinischen Enzymtherapie werden pflanzliche oder tierische Enzyme in Form von Infusionen oder Tabletten zugeführt. Da sie die Darmwand unverändert passieren können, entfalten sie ihre Wirkung im Blut und in den Geweben. Die Enzymtherapie hat sich nicht nur bei Durchblutungsstörungen, sondern bei allen entzündlichen, abbaubedingten und bösartigen Erkrankungen durchgesetzt.

Bei allen entzündlichen Erkrankungen hat sich mit Enzymen eine deutliche Besserung eingestellt.

In großen Untersuchungen konnte der Nachweis erbracht werden, daß Enzyme, richtig dosiert, antientzündlich (vergleichbar mit Cortison), blutverdünnend, abschwellend und immunstimulierend wirken. Sie eignen sich daher ganz besonders bei der Behandlung von Durchblutungsstörungen und Gefäßerkrankungen.

Außerdem können sie auch bei Verkalkungen der Arterien, venösen Durchblutungsstörungen, Thrombosen und Lymphstauungen eingesetzt werden. Nebenwirkungen dieser Therapie sind so gut wie keine bekannt. In der Tabelle auf Seite 112 sind die wichtigsten Enzyme, die sich bei Durchblutungsstörungen eignen, nach Herkunft und Wirkung zusammengestellt.

Zur Therapie greift man am besten auf eine fertige Enzymmischung zurück, wie z. B. das Wundbenzin der Fa. Mukos.

Auch nach monatelanger Enzymbehandlung wurden keine unerwünschten Nebenwirkungen oder Unverträglichkeiten gemeldet.

Magnetfeldtherapie – Zellerneuerung durch Magnetfeldresonanz

Alle Funktionen und Vorgänge im menschlichen Körper werden maßgeblich durch elektromagnetische Felder beeinflußt und gesteuert. Dieser Effekt läßt sich zur Behandlung von Krankheiten durch den gezielten Einsatz eines künstlichen Magnetfeldes nutzen. Magnetfelder beeinflussen den Zellstoffwechsel positiv, wodurch der Sauerstoffgehalt im Gewebe steigt, die Durchblutung erhöht und das Immunsystem aktiviert wird. Der Körper kann sich gegen Eindringlinge besser zur Wehr setzen, außerdem werden Schlacken- und Schadstoffe schneller abtransportiert.

Die Magnetfeldtherapie

Die Magnetfeldtherapie eignet sich aufgrund ihrer Wirkprinzipien ganz besonders zur Behandlung von venösen und arteriellen Durchblutungsstörungen wie auch von lymphatischen Stauungen. Sie kann beim spezialisierten Arzt in der Praxis oder auch als Heimtherapie durchgeführt werden. Bei manchen Erkrankungen muß die Behandlung ein- bis zweimal pro Tag erfolgen, was praktisch nur mit einem Heimgerät möglich ist. Hier hat die Industrie inzwischen einfache Geräte entwickelt, die jedem Patienten einen problemlosen Umgang zu Hause erlauben.

Aktiv gegen Beinbeschwerden

Checkliste: Venöse Durchblutungsstörungen

Die Beschwerden: Venenerkrankungen machen sich durch Stauungs- und Schweregefühl in den Beinen bemerkbar, vor allem beim Sitzen und Stehen. Die Symptome bessern sich beim Liegen und Laufen. Venenerkrankungen zeigen sich als Krampfadern, Thrombosen und Hautveränderungen bis hin zum offenen Bein.

Das können Sie dagegen tun

- Kräftigen Sie Ihre Beine durch viel Bewegung: Laufsportarten, Tanzen, Venenwalking!
- Führen Sie ein- bis zweimal täglich Venengymnastik durch!
- Benutzen Sie bei akuten Beschwerden einen Wickel!
- Trainieren Sie Ihre Gefäße mit Kneipp-Anwendungen!
- Beleben Sie Ihre Gefäße durch die Anwendung des Magnetfeldes!
- Akupressieren Sie 1- bis 2mal täglich MP4, Bl 60, Le 3 und Ma 36!
- Kräftigen Sie Ihr Bindegewebe homöopathisch mit Calcium fluoratum und Silicea!
- Stärken Sie Ihre Venen von innen durch Homöopathika wie Aesculus Hypercastanum, Hamamelis, Lachesis oder Abrotanum!
- Trinken Sie regelmäßig Venentee und tragen Sie Venensalbe auf oder nehmen Sie ein Venenbad nach den Rezepten in diesem Buch.
- Nehmen Sie nach Absprache mit Ihrem Arzt Venenheilmittel (z. B. Phlebostasin) ein, lassen Sie sich den Druckluftstrumpf (intermittierende Kompressionstherapie) oder einen Kompressionsstrumpf verschreiben!
- Lassen Sie von einem Arzt untersuchen, ob weiterführende Maßnahmen wie Operation, Verödungstherapie oder Laserbehandlungen nötig sind.
- Versuchen Sie, Übergewicht zu vermeiden, und streben Sie ein normales Gewicht an!
- Lagern Sie Ihre Beine hoch, wann immer es möglich ist. Hierdurch entstauen Sie Ihre Beine nachhaltig!
- Tragen Sie lockere Kleidung, die Stauungen verhindert. Achten Sie beim Schuhwerk darauf, daß Sie im Fußgelenk gut abrollen können!
- Vermeiden Sie übermäßige Wärme an Ihren Beinen! Verzichten Sie weitgehend auf Sonnenbäder, Thermalquellen und Sauna – Ihren Beinen zuliebe.

Checkliste: Arterielle Durchblutungsstörungen

Beschwerden: Eine Beinarterienverkalkung äußert sich als Schaufensterkrankheit. Dabei kommt es nach einer bestimmten Wegstrecke zu Krämpfen in den Waden, im Oberschenkel oder Gesäß. Anhalten und Stehenbleiben führt zu rascher Beschwerdeverbesserung – die Krämpfe lassen nach.

Im Gegensatz zu Venenbeschwerden verschlechtern sich arterielle Durchblutungsstörungen beim Laufen und werden beim Stehenbleiben deutlich besser (bei Venenerkrankungen ist es umgekehrt).

Das können Sie dagegen tun

Sagen Sie noch heute den Ursachen für eine Arterienverkalkung den Kampf an:

- Beenden Sie das Rauchen mit einem gezielten Antiraucherprogramm!
- Bringen Sie Ihren Blutzucker- und Ihren Blutfettspiegel in Ordnung, indem Sie entweder Ihr Normalgewicht erreichen oder auf medikamentösem Weg.
- Sorgen Sie dafür, daß Ihr Blutdruck nicht erhöht ist.
- Bewegen Sie sich soviel wie möglich, auch wenn es etwas schmerzt, aber nur, indem Sie das Gehtraining und die Dehnungsübungen regelmäßig einmal täglich durchführen.
- Verflüssigen Sie Ihr Blut durch die Einnahme der Pflanzenheilmittel Gingko und PADMA 28.
- Ergänzen Sie Ihren Speiseplan um die Gefäßvitamine A, C und E sowie Spurenelemente in ausreichenden Mengen.
- Greifen Sie zu altbewährten Homöopathika, wie Espeletia, Grandiflora und Secale cornutum, die Ihre Gefäßwände von innen heilen.
- Beugen Sie den Veränderungen an den Gefäßen durch die Magnetfeldtherapie vor und verlängern Sie dadurch Ihre schmerzfreie Gehstrecke.
- Achten Sie auf eine gesunde Ernährung! Diese erlaubt die optimale Versorgung Ihrer Gefäßwände mit notwendigen Substanzen und reduziert zu hohe Blutfettspiegel.
- Akupressieren Sie Gal 41, M 6, Ni 6 und Ma 36
- Sprechen Sie mit Ihrem Arzt über den Einsatz von Aspirin und Marcumar, über die Balondilatation oder die Bypass-Operation.
- Lagern Sie im Sitzen oder Liegen Ihre Beine leicht erniedrigt

Das chronisch geschwollene Bein

Die Beschwerden: Chronische Beinschwellungen sind oftmals Folgen von Stauungen im Unterhautfettgewebe, Cellulite genannt, oder einer Fettverteilungsstörung am Körper mit vermehrten Fettablagerungen am Unterschenkel. Aber auch venöse oder lymphatische Durchblutungsstörungen können sich in einer Beinschwellung zeigen.

Das können Sie dagegen tun

- Bewegen Sie sich soviel wie möglich: Laufsportarten, Radfahren, Schwimmen, Walking
- Führen Sie das 10-Minuten-Programm für straffe schlanke Beine täglich durch
- Kräftigen Sie Ihr schlaffes Bindegewebe homöopathisch mit Calcium fluratum und Selicea
- Trainieren Sie Ihre Beine mit Kneipp-Anwendungen
- Tragen Sie Kompressionsstrumpfhosen – diese halten Ihre Beine in Form
- Führen Sie die Venengymnastik regelmäßig durch!
- Achten Sie auf Ihr Gewicht!
- Benutzen Sie den Druckluftstrumpf, die intermittierende Kompressionstherapie. Sie macht Ihre Beine schlank und läßt überflüssige Stauungen aus dem Bein verschwinden. Ideal gegen Cellulite.
- Lassen Sie von Ihrem Arzt venöse oder lymphatische Gründe für Ihre Beinschwellung ausschließen.

Das 12-Punkte-Programm für gesunde und schöne Beine

Gesunde und schöne Beine für immer müssen kein Traum bleiben. Wenn Sie aktiv sind und Bein-bewußt leben, können Sie sich diesen Traum verwirklichen.

Das können Sie tun

1. Vermeiden Sie Risikofaktoren, die Ihren Gefäßen schaden: Stellen Sie das Rauchen ein! Vermeiden Sie Übergewicht und peilen Sie Ihr Normalgewicht an. Damit fällt ein zu hoher Blutzucker- wie auch Blutfettspiegel automatisch. Beides sind Hauptursachen für arterielle Durchblutungsstörungen.

2. Tragen Sie vorbeugend Kompressionsstrümpfe, wenn Sie zu einem Venenleiden oder zu einer chronischen Beinschwellung neigen und z. B. beruflich viel stehen oder sitzen müssen. Dies ist besonders während der Schwangerschaft wichtig.

3. Bewegen Sie sich soviel wie möglich. Es spielt keine Rolle, ob Sie sich für eine Laufsportart, für Schwimmen oder Tanzen entscheiden. Hauptsache ist, Sie tun

etwas. Walking ist ein idealer Sport für jede Altersklasse und Konditionsform. Führen Sie ein- bis zweimal täglich die Venengymnastik durch. Vergessen Sie nicht die Dehnungsübungen!

4. Trainieren Sie täglich Ihre Gefäße mit Wasseranwendungen nach Kneipp.

5. Lindern Sie Beschwerden und kräftigen Sie Ihre Beine durch die sanfte Wirkung der Akupressur.

6. Unterstützen Sie das Bindegewebe mit der heilenden Kraft der Homöopathie: Calcium fluratum und Selicea. Dies hilft gegen Krampfadern und Cellulite.

7. Nutzen Sie die Heilkraft der Pflanzen (Pythotherapie) für Ihre Beine! Trinken Sie regelmäßig Venentee oder kräftigen Sie Ihre Gefäße durch ein Venenbad!

8. Halten Sie Ihre Beine in Form mit dem 10-Minuten-Programm für straffe und knackige Beine.

9. Beugen Sie dem Alterungsprozeß der Gefäße und anderer Gewebe vor; achten Sie täglich auf eine ausreichende Zufuhr an Vitaminen und Spurenelementen (z. B. mit Antiox/Detox der Fa. Burgerstein).

10. Halten Sie die Stoffwechselvorgänge in Ihren Körperzellen aktiv, indem Sie mit Hilfe der Magnetfeldresonanz-Therapie Ihre Zellen regenerieren. Alterungsprozessen der Gefäße und anderer Körpergewebe kann auf diese Weise wirkungsvoll vorgebeugt werden.

11. Laufen und Liegen Sie – aber vermeiden Sie Sitzen und Stehen – Ihren Beinen zuliebe (LL ist besser als SS).

12. Achten Sie auf Ihr Gewicht!

Medizinische Fachbegriffe

Akupressur   Unter Akupressur versteht man die Massage von Akupunkturpunkten. Diese liegen auf den Meridianen, den Energieleitbahnen, die nach der traditionell chinesischen Auffassung den gesamten Körper vor allem an der Hautoberfläche durchziehen. Die Massage einzelner Akupunkturpunkte bringt die stockende Energie wieder gleichmäßig zum Fließen, und Krankheiten heilen schneller. Eine ähnliche Wirkung wird mit der Akupunktur erreicht, bei der Nadeln in die Akupunkturpunkte eingestochen werden.

Angina pectoris   Engegefühl in der Brust hinter dem Brustbein, oftmals anfallsartig und ausstrahlend bis in den linken Arm. Auslöser sind psychischer Streß, große Mahlzeiten und übertriebene Anstrengung. Läßt nach Einnahme von Nitraten (Nitrospray) meistens rasch nach. Gilt als wichtigstes Zeichen einer Herzerkrankung mit Durchblutungsnot, meist infolge einer Arteriosklerose der Herzkranzgefäße.

Angiologie   Lehre von den Blut- und Lymphgefäßen.

Angioplastie   Beseitigung einer Gefäßverengung in den Arterien mit einer Balon-Kathetertechnik. Mit Hilfe eines Katheters wird ein Balon zur verengten Stelle gebracht und dort aufgeblasen, was die Kalkspangen sprengt. Die Verengung ist dann wieder durchgängig.

Antikoagulanzien   Arzneimittel, die die Blutgerinnung hemmen, wie z.B. Heparin oder Marcumar.

Aorta   Größte Arterie, die an der linken Herzkammer entspringt und Seitenäste zu allen Organen und Extremitäten bildet.

Arterie   Kräftige Schlagader, in der das sauerstoffreiche Blut vom Herzen zu den Organen fließt.

Atemtherapie   (Selbst-) Therapie für eine bessere Sauerstoffversorgung des Blutes und eine bessere venöse Durchblutung. Hierbei werden regelmäßig tiefe Atemzüge gemacht.

Besenreiser   Kleine, meist rote, aber auch blaue Gefäße an den Beinen, die an das gebundene Birkenreisig eines Besens erinnern. Es handelt sich hierbei um kleinste erweiterte Venen.

Langdauernd, fortwährend.

Chronisch

Auch „Schaufensterkrankheit" genannt. Nach einer ganz bestimmten Anstrengung wie z. B. einer Gehstrecke von 100 m kommt es wiederholt zu Krämpfen in den Wadenmuskeln, die sich unter Ruhe (stehenbleiben) rasch wieder lösen. Ursache sind Verengungen in den blutversorgenden Arterien der Beine.

Claudicatio intermitens

Ultraschallverfahren, das mit Hilfe eines akustischen Signals schmerzlos Aufschluß über Blutströmungen in den Venen und Arterien zuläßt.

Doppler-Ultraschall

Erweiterung des Dopplerultraschalls, wobei zusätzlich noch eine Ultraschallabbildung der Unterhaut und Gefäßverhältnisse in Erscheinung tritt. Diese Untersuchung ermöglich es zu, die Gefäßdurchmesser ganz genau zu bestimmen und z. B. auch Thrombosen festzustellen.

Duplex-Ultraschall

Juckende Hautstellen, meist gerötet, manchmal schuppend, z. B. infolge einer venösen Stauung.

Ekzem

Plötzlicher Verschluß eines venösen oder arteriellen Blutgefäßes durch ein Gerinnsel, (Thrombus), das durch die Blutströmung verschleppt wurde.

Embolie

Behandlung mit hochdosierten körpereigenen oder körperähnlichen Enzymen, die antientzündlich und/oder blutverdünnend wirken.

Enzymtherapie

Veränderter Cholesterin- und/oder Triglycerin-Spiegel im Blut.

Fettstoffwechselstörung

Tempelbaum, aus dessen fächerförmigen Blättern des immergrünenden Laubbaums eine durchblutungsfördernde Substanz (Ginkgo biloba Extrakt z.B. Gingo beta) gewonnen wird.

Ginkgo biloba

Gutes, gesundes Cholesterin, Abkürzung für High-density-Lipoprotein-Cholesterin.

HDL-Cholesterin

Wirkstoff, der mit sofortiger Wirkung das Blu verdünntt, indem die Gerinnung gehemmt wird. Heparin hat sich zur Vorbeugung, aber auch zur Behandlung von Thrombosen weltweit durchgesetzt.

Heparin

Myokardinfarkt, d.h. Zerstörung von Anteilen der Herzmuskulatur infolge einer Minderdurchblutung der Herzkranzgefäße. Der Myokardinfarkt ist eine der häufigsten Todesursachen in den westlichen Industrieländern.

Herzinfarkt

Herzkranzgefäße Arterien, die den Herzmuskel mit sauerstoffreichem Blut versorgen, auch Koronargefäße genannt.

Hirnschlag Schlaganfall oder Apoplex genannt. Bezeichnet den Untergang von Hirngewebe infolge einer Minderdurchblutung oder Massenblutung. Die Folge sind gefühlsmäßige wie auch motorische Ausfallserscheinungen am Körper entsprechend dem Areal, das durch das zerstörte Hirngewebe gesteuert wurde.

Homöopathie Die Medikamentenlehre von Samuel Hanemann, die besagt, daß Krankheiten mit hochverdünnten Wirksubstanzen heilbar sind, die in den Arzneimittel mit heutigen Meßmethoden nicht nachweisbar sind. Nebenwirkungsfreie effiziente Behandlungsmethode für akute und chronische Krankheiten.

Hyperlipidämie Fettstoffwechselstörung mit erhöhtem Blutfettspiegel.

Hypertonie Bluthochdruck, nach WHO ab einem unteren Blutdruck (diastolisch) von 95 mmHg und darüber und/oder ab einem systolischen Blutdruck von 160 mmHg oder darüber.

Infarkt Absterben bzw. Untergang eines Gewebeareals aufgrund Unterbrechung der Blutzufuhr.

Innere Krampfadern Venöse Insuffizienz. Es gibt Venenabschnitte ohne funktionierende Klappen, die nicht unmittelbar als Krampfadern sichtbar sind.

Insult Siehe Schlaganfall.

Ischämie Mangeldurchblutung.

Kolateraler Umgehungskreislauf Kappilares feinstes Haargefäß, oftmals nur Bruchteile eines Millimeters groß.

Kardial Das Herz betreffend.

Kardiologie Lehre vom Herzen und seinen Erkrankungen.

Karotisarterie Halsschlagader.

Katheter Dünner Schlauch mit feinem Draht zum Einführen von Medikamenten oder Sonden in Gefäße.

Hydrotherapie, die durch Wasseranwendungen z. B. an den Beinen zu einer Festigung der Venen, Arterien und des Bindegewebes ganz allgemein führt.   **Kneipp-Kur**

Kreislaufzusammenbruch, bei dem der Blutdruck plötzlich stark absinkt und zu Unwohlsein und Bewußtlosigkeit führt.   **Kollaps**

Unerwünschte Nebenwirkung einer Behandlungs- oder Diagnosemethode.   **Komplikation**

Früher Gummistrumpf genannt, der einen bestimmten Druck auf das Bein oder den Arm ausübt und hierbei das Bindegewebe wie auch die Venen zusammendrückt.   **Kompressionsstrumpf**

Behandlungsmethode zur Entstauung der Beine, entweder durch Verbände oder einen Kompressionsstrumpf. Von außen wird ein ganz genau definierter Druck auf das Bein ausgeübt und somit eine Abschwellung und Entstauung erreicht.   **Kompressionstherapie**

Röntgenuntersuchung der Herzkranzgefäße mit Kontrastmittel zur genauen Darstellung einer Gefäßverengung oder eines Gefäßverschlusses.   **Koronarangiographie**

Herzkranzarterie.   **Koronararterie**

Siehe Angina pectoris.   **Koronare Herzkrankheit**

Ausgesackte erweiterte Vene, meistens am Unterschenkel sichtbar. Krampfader kommt vom altdeutschen Wort „Krummader".   **Krampfader**

Laser ist eine Abkürzung von Light amplification by stemulated emission of radiation. Unter Laser versteht man energiestarkes gebündeltes Licht, wobei die Lichtstrahlen streng parallel verlaufen und eine ganz genau definierte Wellenlänge haben.   **Laser**

Schlechtes Cholesterin.   **LDL-Cholesterin**

Blutfette.   **Lipide**

Gefäßverschlüsse in der Lunge durch verschleppte Blutgerinnsel, d.h. Thrombosen, die in der Lungengefäßbahn stecken bleiben.   **Lungenembolie**

Neben Venen und Arterien wird das Bein, wie auch andere Organe des Körpers, von einem weiteren Netz durchzogen, dem Lymphsystem. Seine Aufgabe ist es, überschüssiges Gewebewasser, das beim Übergang des Blutes von   **Lymphsystem** den Arterien in die Venen ins Gewebe abgegeben wird, aufzusammeln und ebenfalls zurück in den Kreislauf und zum Herzen zu transportieren. Das Lymphgefäßsystem hat Zwischenstationen, die sog. Lymphknoten. Eine weitere ganz wichtige Aufgabe ist die Abwehr von Infektionen, d.h. von Fremdkörpern und Bakterien.

Lyse Lyse bezeichnet das Auflösen eines Blutgerinnsels in den Arterien oder den Venen durch spezielle Medikamente.

Magnetfeldtherapie Ein schwaches Energiefeld magnetischen Ursprungs. Hierdurch werden Zellstoffwechselvorgänge deutlich verbessert, die Wundheilung setzt rascher ein. Seit Jahren bei schlecht heilenden Knochenbrüchen oder Hautgeschwüren im Einsatz.

Oedem Schwellung durch Wassereinlagerung in das Körpergewebe, „Wassersucht" genannt.

Ozontherapie Verbesserung der Sauerstoffversorgung von Organen und Zellen durch die Injektion in Gefäße oder die Begasung von Hautarealen mit Ozon. Ozon ist ein Gas, bei dem drei Sauerstoffatome eine Verbindung eingehen.

Phlebitis Oberflächliche Venenentzündung, verursacht durch die Bildung eines kleinen Blutgerinnsels in den oberflächlichen Venen; meistens in Krampfadern.

Phlebographie Röntgendarstellung der Venen mittels Kontrastmittel. Heute zusehends ersetzt durch die Duplex-Sonographie.

Phlebologie Lehre von den Venen und ihren Erkrankungen.

Phytotherapie Pflanzenheilkunde. Die Behandlung von Erkrankungen durch Kräuterextrakte, die aus Wurzeln, Stämmen, Blüten und Blättern gewonnen werden.

Postthrombotisches Syndrom Spätfolgen und Folgeschäden einer durchgemachten tiefen Venenthrombose. Eine tiefe Venenthrombose verursacht bleibende Schäden an den Venen, da die Venenklappen zerstört werden und anschließend nicht mehr richtig schließen können. Die Folge sind Venenstauungen, die zu Hautveränderung, d.h. zur chronischen Venenerkrankung, führen. Akute Gefährung durch eine mögliche Lungenembolie.

PTA Percutane transluminale Angioplastie; hierunter versteht man das Einbringen eines Katheters, oftmals mit einem Ballon versehen, durch die Haut in ein arterielles Gefäß, um dann ohne Skalpell eine Gefäßverengung wieder zu erweitern.

Druckwelle in den Arterien, durch den Herzschlag verursacht. **Puls**

Herzschlag pro Minute. **Pulsfrequenz**

Labortest, um die Gerinnungsfähigkeit des Blutes zu beurteilen, routinemäßig zur Kontrolle der Marcumar-Therapie benutzt. **Quick-Test**

Krampfaderbildung der großen Venen- und Seitenäste. **Seitenastvarikose**

Verödung oder Spritzen der Beine. Die Sklerotherapie wird aktuell nur noch bei kleinen Venen wie Besenreisern oder kleinen Netzvenen eingesetzt. Größere Krampfadern werden meistens operiert. **Sklerosierung**

Krampfaderbildung der großen Hauptvenenstämme, d.h. der kleinen und großen Rosenvene im Wadenbereich und an der Innenseite des Unter- und Oberschenkels. **Stammvarikose**

Gefäßverengung. **Stenose**

Maschendrahtart – eine Gefäßstütze meist aus Titan, die bei einer Gefäßverengung an diese Stelle gelegt werden kann und die hier dann das Gefäß lange Zeit offen hält. **Stent**

Durch eine Stripping-Operation kann die große Rosenvene mit nur zwei Schnitten entfernt werden. Ein Schnitt erfolgt in der Leiste, wo die Rosenvene in die tiefe Vene mündet. Hier wird in die Vena saphena magna eine Sonde eingeführt, die in etwa im Knie-- oder Knöchelbereich aus dem Gefäß wieder durch die Haut nach außen tritt. Danach kann die Vene in der gesamten Länge gestrippt, d.h. herausgezogen, werden, ohne daß ein langer Schnitt notwendig ist. Die Operationsfolgen, zwei kleine Schnitte, sind schon nach kurzer Zeit nicht mehr sichtbar und brauchen auch nicht vernäht zu werden. **Stripping**

Oberer Blutdruckwert in der Phase der Herzmuskelanspannung. **Systole**

Pulsfrequenzerhöhung über 100 Schläge pro Minute. **Tachykardie**

Operation, bei der ein Blutgerinnsel aus den Gefäßen entfernt wird. **Thrombektomie**

Auflösung eines Blutgerinnsels in Venen oder Arterien durch Medikamente. **Thrombolyse**

Thrombophlebitis Blutgerinnselbildung in einer oberflächlich liegenden Vene. Oft schmerzhaft und mit einer Hautrötung einhergehend.

Thrombose Blutgerinnsel in einem Gefäß unabhängig ob es eine oberflächliche oder tiefe Vene oder aber eine Arterie ist. Die Thrombose führt zu einem teilweisen oder vollständigen Verschluß des Gefäßes und somit zu einer Mangeldurchblutung von Organen. Im manchen Fällen kann eine Thrombose auch durch das Blut losgelöst und weggespült werden. Dann kann sie z. B. eine tödlich endende Lungenembolie verursachen.

Thrombus Blutpropf, (verdicktes geronnenes Blut), der zu einer Thrombose führt.

TIA Transitorisch ischämische Attacke, auch Streifung genannt, zeigt Ausfallerscheinungen wie bei einem echten Schlaganfall, jedoch mit dem Unterschied, daß sich innerhalb von 24 Stunden alle Symptome zurückbilden.
Eine TIA ist ein ernstzunehmendes Vorzeichen für einen drohenden Schlaganfall mit bleibenden Defiziten.

Tiefe Venen Neben den oberflächlichen gibt es tiefe Venen. Die tiefen Venen transportieren in den Beinen über 90% des venösen Blutes zurück zum Herzen; d.h. sie spielen die Hauptrolle im Gegensatz zu den oberflächlichen Venen. Sie sind so konstruiert, daß es lediglich eine große Zentralvene gibt, durch die das Blut in Richtung Herz fließt. Verstopfungen in den tiefen Venen führen somit unweigerlich zu Schwellungen, während es im Bereich der der oberflächlichen Venen Umgehungskreisläufe gibt, die den Bluttransport über diese verstopften Venen ersetzen können.

Ulcus cruris Auch „offenes Bein" oder „Beingeschwür" genannt. Die Ursache ist meist eine venöse Stauung, sehr oft auch eine arterielle Durchblutungsstörung mit einer Sauerstoffunterversorgung. Beingeschwüre treten aber auch im Rahmen einer Blutzuckererkrankung oder bei Versteifungen im Sprunggelenk am Fuß auf.

Varikose Auch Varikosis genannt. Bezeichnet ein Krampfaderleiden.

Vena saphena magna Große Rosenvene, eines der Hauptgefäße der oberflächlichen Venen. Sie sammelt das Blut vom Fußrücken und gibt es an der Innenseite des Beines hochziehend in der Leiste in das tiefe Venensystem ab.

Vena saphena parva Kleine Rosenvene. Sie sammelt das Blut vom Fußrücken an der Außenseite des Fußes und gibt es im Bereich der Wadenregion bis zur Kniekehle in die Tiefe ab.

Blutgefäß, das das venöse Blut aufsammelt und zurück zum Herzen transportiert. **Vene**

Siehe Thromboplebitis. **Venenentzündung**

Venenklappen sind Ventile in den Venen, die aus sog. Klappensegeln bestehen. **Venenklappen**
Diese öffnen sich dann, wenn das Blut herzwärts, also entgegen der Schwerkraft, nach oben fließen möchte und schließen sofort dicht (gesunde Klappen vorausgesetzt), wenn das Blut nach unten versacken will. Die Venenklappen finden sich alle 10 bis 15 cm in den großen Venen. Geht eine Venenklappe kaputt, kommt es zu Venenstauungenund eventuell zu Krampfaderbildung.

Entspricht einem „strammen Marsch". Hierunter versteht man eine spezielle **Walking**
Gangart, d.h. ein rasches sportliches Gehen, bei dem die Arme im Schritttakt eingesetzt werden und über den Fuß abgerollt wird. Walking, regelmäßig durchgeführt, stärkt die Waden- und Oberschenkelmuskulatur und hilft Venenbeschwerden oder auch Venenerkrankungen vorzubeugen.

Hilfreiche Adressen

In Deutschland

Arteriosklerose-Präventions-
Institut
Wilbrechtstr. 95
81477 München
Tel: (089) 456789

Bein-Liga e.V.
Am Nocken 4
58840 Plettenberg

Bund Deutscher Hirn-
geschädigter
Humboldtstraße 32
53115 Bonn
Tel.: (02 28) 96 98 40

Bundesarbeitsgemeinschaft
für Rehabilitation
Walter-Kolb-Straße 9-11
60594 Frankfurt am Main
Tel.: (0 69) 60 50 1 8-0

Deutsche Gesellschaft für
Arterioskleroseforschung
Physiologisches Institut
Gmelinstr. 5
72076 Tübingen
Tel.: (07071) 297 34 20
Fax: (07071) 297-3073

Deutsche Liga zur Bekämp-
fung von Gefäßerkrankungen
Klinikum Karlsbad-Langen-
steinbach
Guttmannstraße 1
76307 Karlsbad
Tel. und Fax: (07253) 26228

Deutsche Gesellschaft für
Prävention und Rehabilitation
von Herz-Kreislauf-Erkran-
kungen e.V.
Rizzastr. 34
56068 Koblenz
Tel.: (0261) 309231
Fax: (0261) 30 92 32

Deutsche Herzstiftung e.V.
Vogtstr. 50
60322 Frankfurt
Tel.: (069) 95 51 28-0
Fax: ((069) 95 51 28-313

Stiftung Deutsche Schlagan-
fallhilfe
Carl-Bertelsmann-Straße 256
33311 Gütersloh
Tel.: (0 52 41) 97 70 0

Stiftung zur Prävention der
Arteriosklerose
Karl Bröger Str. 22
90459 Nürnberg
Tel: (0911) 44 73 78
Fax: (0911) 24 4 9 164

In Österreich

AG Phlebologie der
österr. Ges. f. Dermatologie
Landeskrankenanstalten
Salzburg
Müllner Hauptstr. 48
A-5020 Salzburg

Österreichischer Herzfond
Waehringerstr. 15/16
A-1090 Wien

In der Schweiz

Schweizerische Stifung für
Kardiologie
Postfach 176
3000 Bern 15

Bein-Liga Schweiz
Zentrum für Gefäß-
erkrankungen
Silbertrum
Rorschachstrasse 150
CH 9006 St. Gallen
Tel.: (071) 250 17 17
Fax: (071) 250 17 19

Register

Bildnachweis

Illustrationen: Zimmermann, S. 16, 21, 23, 27, 39, 52 ,62, 79 ; Butzke, S. 82, 83
Photos: Thul, S.: 65, 66, 67, 68, 69, 70, 72, 73, 74, 75, 76 ; Foto-CD, S. 2, 3, 8, 18, 23, 36, 55, 58, 90.